DSM-5®鉴别诊断手册

〔美〕迈克尔·弗斯特（Michael B. First）著

张小梅　〔美〕张道龙译

北京大学出版社

PEKING UNIVERSITY PRESS

著作权合同登记号 图字：01-2015-6080

图书在版编目(CIP)数据

DSM-5®鉴别诊断手册/（美）弗斯特（First,M.B.）著；张小梅，（美）张道龙译.—北京：
北京大学出版社，2016.3

ISBN 978-7-301-26702-8

Ⅰ.①D… Ⅱ.①弗… ②张… ③张… Ⅲ.①精神障碍—诊断—教材 Ⅳ.①R749

中国版本图书馆CIP数据核字（2015）第315214号

书　　　名	DSM-5®鉴别诊断手册
	DSM-5® JIANBIE ZHENDUAN SHOUCE
著作责任者	〔美〕迈克尔·弗斯特（Michael B. First）著　张小梅　〔美〕张道龙　译
策 划 编 辑	姚成龙
责 任 编 辑	王　莹　孙亚维
标 准 书 号	ISBN 978-7-301-26702-8
出 版 发 行	北京大学出版社
地　　　址	北京市海淀区成府路205 号　　100871
网　　　址	http://www.pup.cn　　　新浪微博:@北京大学出版社
电 子 邮 箱	编辑部zyjy@pup.cn　　　总编室zpup@pup.cn
电　　　话	邮购部 010-62752015　发行部 010-62750672　编辑部 010-62704142
印 刷 者	北京溢漾印刷有限公司
经 销 者	新华书店
	787毫米×1092毫米　16开本　15.75印张　384千字
	2016年3月第1版　2024年7月第10次印刷
定　　　价	80.00元

〔美〕Michael B. First，M. D.：在哥伦比亚大学担任临床精神医学教授，同时在纽约州立精神医学研究所临床现象学部担任研究型精神科医生。

〔美〕张道龙（Daolong Zhang，M. D.）：美国芝加哥退伍军人医学中心（Jesse Brown VA Medical Center）精神医学系行为健康部主管精神科医师，伊利诺伊大学芝加哥分校（The University of Illinois at Chicago）精神医学系临床助理教授，好人生国际健康产业集团医务总监。

张小梅：北京大学精神医学博士。

前　言

　　鉴别诊断是临床工作者最基本的任务。大多数患者不会来到诊室说"我得了重性抑郁障碍……请给我开抗抑郁药吧"（尽管某些患者是这样做的）。更常见的是，患者向我们咨询，寻求缓解特定的症状如抑郁心境和疲劳（医学术语为"主诉"），这些症状是引起有临床意义的痛苦或损害的根源。面对这些主诉症状，我们的工作是从 DSM-5 的各种疾病中筛选出那些可能解释症状的诊断［如，对于抑郁心境和疲劳，可能的诊断包括重性抑郁障碍、持续性抑郁障碍（恶劣心境）、双相Ⅰ型障碍、双相Ⅱ型障碍、分裂情感性障碍、由于其他躯体疾病所致的抑郁障碍、物质/药物所致的抑郁障碍、适应障碍等］。一旦我们确定了候选诊断清单，下一步就要收集额外的信息——来自个人史、其他知情者、治疗记录、精神状态检查和实验室检查——这将有助于我们从鉴别诊断清单中筛选出单一的最可能的诊断，这个诊断就是能够指导初始治疗计划的初始诊断。但我们仍须保持一种开放的心态，因为在初始评估完成后获得的额外信息很可能会改变诊断或治疗计划。比如，患者过去的住院病历补充显示由患者报告的既往重性抑郁发作实际上是躁狂发作伴混合特征，那么复发性重性抑郁障碍的初始诊断可能要改为双相Ⅰ型障碍。

　　本手册通过从不同的角度来呈现问题，将帮助临床工作者提高全面制定鉴别诊断的技能。第一章"分步骤的鉴别诊断"，探讨了对于每个由六步诊断框架评估的患者必须要考虑的鉴别诊断问题。在第二章"用树形图做鉴别诊断"中，自下而上地进行鉴别诊断，即以患者的主诉症状如抑郁心境、妄想和失眠作为鉴别诊断的起点。29 个决策树形图逐一显示了在对特定症状的鉴别诊断中必须考虑何种 DSM-5 的诊断，同时提供了决策点，反映出从候选诊断中进行抉择的思考过程。在第三章"用表格做鉴别诊断"中，从诊断评估过程的后期进行鉴别诊断，即在完成暂时的诊断之后想要保证已经充分考虑了所有合理的替代选择。这部分包括 66 个鉴别诊断表格，每个表格对应一种 DSM-5 中最重要的障碍。为了促进第二章中的决策树形图和第三章中的鉴别诊断表格之间的关联，每一种包含在决策树形图终末分支里的障碍均标有与之对应的鉴别诊断表格的编码。此外，本手册的附录包括"DSM-5 分类"，既便于编码诊断又提供了所有 DSM-5 诊断的概要，这些诊断在制定鉴别诊断时都必须考虑，同时还包括决策树形图和鉴别诊断表格的字母顺序索引，为读者提供了定位某个感兴趣的决策树形图或鉴别诊断表格的替代方式。

　　决策树形图和鉴别诊断表格提供的信息难免有些重复，但依据情境，每种形式都有自身的优势，而且都有用武之地。决策树形图强调统领某个特定症状分类的总体逻辑规则。鉴别诊断表格可用于 DSM-5 中的大多数障碍，且指出了那些有共同重要特征并因此需要考虑和排除的障碍。表格的优点是提供了每种障碍的直接比较，既强调了相似点也强调了鉴别点。广大读者使用本手册的目的和方法一定因人而异。一些读者对全面地回顾做出 DSM-5 诊断的过程饶有兴趣，并发现通读全书将受益匪浅；而另一些读者将倾向于把本手册视作参考指南，用来辅助对某个特定患者的鉴别诊断。

精神疾病诊断的艺术与科学是一把双刃剑，事实上，个体比任何决策树形图或表格中展现的诊断规则都要复杂得多。临床工作者必须始终摆脱用死记硬背或菜谱的方式来应用DSM-5 诊断标准或决策树形图和鉴别诊断表格。本手册概括的方法意在强化而非替代临床判断的核心作用和丰富经验中的智慧。另一方面，有些临床工作者没有意识到包含在DSM-5 中的鉴别诊断的指导原则，他们可能在个人的诊断习惯上变得标新立异，这就削弱了 DSM-5 的一项核心功能，即促进诊断信息在临床工作者之间和临床工作者与患者及家属之间进行交流。我们要了解和利用因遵循 DSM-5 的规则所带来的精确性，但不要被它们束缚。

致　谢

我要感谢艾伦·弗朗西丝（Allen Frances，M. D.）和哈罗德·艾伦·平卡斯（Harold Alan Pincus，M. D.），他们与我合著了《鉴别诊断手册》的 DSM-Ⅳ 和 DSM-Ⅳ-TR 版本，由此为本手册提供了坚实的基础。我还要感谢我的妻子莱斯里·辛德（Leslee Synder），她对手稿进行了仔细的校对。最后，我要感谢美国精神医学出版社里协助本手册问世的工作人员：制作经理里克·普拉瑟（Rick Prather），他负责重新绘制决策树形图；德勃雷·J. 伯尔曼（Debre J. Berman），她做了初始的文字编辑；特别感谢资深策划编辑安·M. 英格（Ann M. Eng），她一丝不苟地编辑决策树形图和鉴别诊断表格，帮助我确保所有的细节准确无误。

目　　录

第一章　分步骤的鉴别诊断

DSM-5 鉴别诊断的过程可以分解为 6 个基本步骤：（1）排除**诈病**和**做作性障碍**，（2）排除物质作为病因，（3）排除由于一般躯体疾病所致的障碍，（4）确定特定的原发性障碍，（5）区分**适应障碍**与剩余的**其他特定的**和**未特定的**障碍，（6）确立与无精神障碍的边界。本章的全面回顾为理解和应用下一章的决策树形图提供了一个有用的框架。

步骤 1　排除诈病和做作性障碍

第一步要排除**诈病**和**做作性障碍**，因为如果患者对其症状的性质或严重程度不诚实，那么临床工作者准确做出精神疾病诊断的能力再强，恐怕也是徒劳。精神科的大多数工作要基于临床工作者和患者之间的真诚合作才能揭示主诉症状的本质和病因。但有时，一切并非看起来的那样。一些患者可能通过制造或伪装主诉症状，故意欺骗临床工作者。在 DSM-5 中有两种状况以伪装为特征：**诈病**和**做作性障碍**。这两种状况可依据欺骗的动机来鉴别。当动机是获得可明确识别的目标时（如，保险赔偿，回避法律的或军人的职责，获得药品），患者被认为是**诈病**。当没有明显的外部奖赏但仍存在欺骗行为时，诊断为**做作性障碍**。尽管对于许多有**做作性障碍**的个体，他们的动机是想成为病人的角色，但这条标准在 DSM-5 中被去除了，因为原本就难以确定个体外在行为背后的动机。

这个目的当然不是提倡把每位患者都当作敌对的证人来对待，也不是主张每位临床工作者都要成为持怀疑态度的地区检察官。然而，以下 5 种情况应该引起临床工作者的警觉：（1）当患者有明显的需要被诊断为精神疾病的外在激励时（如，确定残障，刑事或民事案件中的司法评估，监狱环境），（2）当患者表现出的一组精神症状更符合大众对精神疾病的认识而非医学上公认的临床实体时，（3）当症状的性质从一次就诊到另一次之间出现显著的变化时，（4）当患者的表现模仿某个榜样时（如，病房里的另一位患者，一位有精神疾病的亲密家庭成员），（5）当患者特征性地善于操纵他人或易受他人影响时。最后，临床工作者要留意自己对患者过分怀疑或过分轻信的习惯。

步骤 2　排除物质作为病因（包括滥用的毒品、药物）

在鉴别诊断中，始终应该首先考虑的问题是主诉症状是否起因于某种对中枢神经系统（CNS）产生直接效应的物质。事实上，精神卫生场所中遇到的任何表现都可能由物质使用所致。遗漏物质作为病因可能是临床实践中唯一最常见的诊断错误。这个错误尤其令人遗憾，因为做出正确的诊断具有立即的治疗意义。例如，如果临床工作者确定精神病性症状由可卡因中毒所致，除非精神病性症状将患者本人（或他人）置于即刻的危险当中，那么让患者马上开始服用抗精神病药物通常是不合理的。往往很难确定精神病理表现是否由物质使用所致，因为虽然物质使用非常普遍而且物质能够引起各种不同的症状，但物质使用和精神病理并存的事实并不一定意味着它们之间的因果关系。

很显然，第一个任务是确定个体是否一直在使用某种物质。这势必需要仔细的病史采集和针对物质中毒或物质戒断体征的躯体检查。众所周知，物质滥用的个体惯于低报他们的摄入量，所以通常明智的做法是向家庭成员核实并获得实验室的体液分析结果，以确定特定物质的近期使用情况。应该记住，使用或接触过任何种类物质（不仅仅是滥用的毒品）的患者都能够并且确实经常表现出精神症状。药物所致的精神病理表现越来越普遍，而且经常被遗漏掉，尤其是随着人口的老龄化并且有许多个体服用多种药物。虽然接触毒素的情况较为少见，但仍要考虑，特别对于那些在工作中可能接触到毒素的人们。

一旦确立了患者存在物质使用，下一步的任务就是确定物质使用和精神症状学之间是否存在病因上的关系。这需要区分物质使用和精神病理之间三种可能的关系：（1）精神症状产生于物质对中枢神经系统的直接效应（因此诊断为 DSM-5 中的**物质所致的障碍**；如，**可卡因所致的精神病性障碍，利血平所致的抑郁障碍**）；（2）物质使用是患有某种原发性精神障碍的后果（或伴随特征）（如，自我用药）；（3）精神症状和物质使用相互独立。以下将依次讨论这些关系。

1. **在诊断物质所致的障碍时，要想确定物质使用和精神症状学之间是否为因果关系，需要考虑以下三点。**首先，必须确定物质或药物使用与精神症状之间有无密切的时间关系。然后，必须考虑特定的物质/药物使用模式是否可能导致观察到的精神症状。最后，应该考虑针对此临床表现，是否还有更好的替代解释（即非物质/药物所致的病因）。

• 应该考虑物质/药物使用和精神病理的出现或持续之间有无时间关系。确定是否在没有物质/药物使用的情境下精神症状仍持续存在，可能是评估物质/药物使用与精神症状之间病因关系的最佳方法（尽管仍然可能出错）。在极端情况下，这种方法相对直截了当。如果精神病理表现明确发生在物质/药物使用之前，那么可能非物质/药物所致的精神疾病是原发的，而物质/药物使用是继发的（如，作为一种自我用药的形式）或彼此不相关。反之，如果物质/药物使用明确并紧密地发生在精神病理表现之前，则更可能是**物质所致的障碍**。不幸的是，在实践中要做出这个看似简单的决定可能相当困难，因为物质/药物使用和精神病理表现可能几乎同时出现或根本不可能回溯性地重建这个过程。在这种情况下，只能更多依靠个体不再使用物质或药物时的精神症状的变化来加以判断。出现在**物质中毒、物质戒断**和药物使用情境下的精神症状均由物质或药物对神经递质系统的影响所致。一旦去除这些影响（通过戒断后的禁戒期），症状应自行消失。如果精神症状持续相当长的时间，超出中毒、戒断或药物使用的期限，则提示精神病理表现是原发的且并非物质/药物使用所致。其中的例外情况是**物质/药物所致的重度或轻度神经认知障碍**，根据定义认知症状必须在急性中毒、戒断或药物使用停止后仍然持续存在；还有**致幻剂持续知觉障碍**，要求在停用致幻剂后，个体再次体验到致幻剂中毒时经历的一种或多种知觉症状（如，几何幻觉、颜色闪烁、移动物体的表象痕迹、物体周围的光晕）。用于物质/药物所致症状表现的 DSM-5 诊断标准显示，如果在急性中毒、戒断或药物使用停止后 1 个月内精神症状缓解，可归因于物质使用。但应注意，等待 1 个月才能诊断原发性精神障碍的要求只是一个指导原则，应用时必须结合临床判断；依据不同的场合，为了避免对物质/药物所致障碍的诊断出现假阳性或假阴性，可以酌情使用更长或更短的等待时间。一些临床工作者，尤其是那些在物质使用治疗场所工作的人们，最担心可能将物质/药物所致的表现误诊为非物质使用所致的原发性精神障碍，因而在考虑诊断原发性精神障碍之前，更希望患者禁戒 6～8 周。另一方面，主要在精神专科工作的临床工作者可能更加担心的是，由于临床患者广泛存在物质使用的情况，如此漫长的等待周期脱离实际并可能导致对物质所致障碍的过度诊断以及对原发性精神障碍的诊断不足。此外，必须认识到通用的 1 个月时限应用于不同的药代学特征并可导致不同的精神病理结果的各种物质和药物。因此，考虑到物质/药物使用的程度、持续时间和性质，必须要对此时限加以灵活应用。

有时，根本不可能确定在物质/药物使用周期以外是否出现过精神症状。这可能经常出现在患者不是一位很好的回忆者的情况下，以致无法确定既往的时间关系。此外，物质使用和精神症状可以几乎同时出现（经常在青少年中），而且两者差不多都是慢性和持续性的。在这些情况下，有必要在物质使用的禁戒期或停用可能引起精神症状的药物时对患者进行评估。如果没有物质/药物使用，精神症状仍持续存在，则可以考虑精神障碍为原发性的。如果在禁戒期间精神症状缓解，则物质使用很可能为原发性的。重要的是，只有等待足够长的时间以确保精神症状不是物质戒断的结果，才能做出以上的判断。理想情况下，做此判断的最佳场所是在既能控制患者对物质的获取，又能连续评估患者精神症状的场所。当然，通常不可能在严格控制的环境里观察患者达 4 周之久。因此，这些判断必须基于较弱控制力度下的观察，同时临床工作者对诊断的准确性应该更加审慎。

• 在确定物质/药物使用模式能够解释症状的可能性时，必须还要考虑到物质/药物使用的性质、数量和持续时间是否与观察到的精神症状的发展相一致。目前已知仅有某些物质和药物能够引起特定的精神症状。而且，摄入的物质或药物的数量及使用的持续时间必须超过一定的阈值，才可考虑为精神症状的病因。例如，在偶尔使用少量的可卡因后出现严重且持续的抑郁心境，则可能不应归因于可卡因的使用，尽管抑郁心境有时与**可卡因戒断**有关。类似地，通常适度地吸食大麻很少会引起显著的精神病性症状。对于经常使用物质的个体，用量的显著改变（或大幅增加，或足以引起戒断症状的总量的减少）可能在某些情况下导致精神症状的发展。

• 还应该考虑那些提示症状表现不是由某种物质或药物引起的其他因素。这些因素包括与物质/药物使用无关的许多类似发作的病史，特定原发性障碍的强阳性家族史，或者可能存在躯体检查或实验室发现提示有某种相关的躯体疾病。考虑除物质/药物使用之外引起精神症状表现的因素时，需要精准的临床判断（而且经常需要等待和观望），进而衡量这些情况下的相对可能性。例如，个体有很强的**焦虑障碍**的遗传负荷同时还有一次可卡因所致的惊恐发作，那么这次惊恐发作未必预示着个体会发展为原发性**惊恐障碍**。

2. **在某些情况下，物质使用可以是精神症状的后果或有关特征（而不是病因）**。使用物质的行为经常被认为是一种应对精神疾病的自我用药的形式。例如，原发性**焦虑障碍**的患者可能为了追求镇静和抗焦虑作用而过度使用酒精。使用物质进行自我治疗的一个有趣的现象是有特定精神障碍的个体通常优先选择某种类别的物质。例如，有**精神分裂症**阴性症状的患者通常偏好兴奋剂，而**焦虑障碍**的患者则偏好中枢神经系统抑制剂。原发性精神障碍伴有继发性物质使用的标志是原发性精神障碍首先出现，并且/或者在个体一生中不使用任何物质时仍然存在。在最典型的情况下，在精神症状和物质使用发生共病之前，存在一段个体仅有精神症状但未使用任何物质的时期。例如，最近5个月有重度酒精使用和抑郁症状的个体可能报告酒精使用作为一种对抗失眠的方式，开始在重性抑郁发作期间。显然，这种判断的有效性依赖于患者回顾性报告的准确程度。此类信息有时是可疑的，因此与其他知情者（如家庭成员）的访谈或回顾那些证明在没有物质使用时存在精神症状的既往病程记录，都是有帮助的。

3. **在其他案例中，精神障碍和物质使用初始可能无关且彼此相对独立。** 精神障碍和**物质使用障碍两者**的高患病率意味着单凭偶然，一些患者就可能患有两种看似独立的疾病（尽管可能有一些促使**物质使用障碍**和精神障碍发生的共同的基础因素）。当然，即便这两种障碍初始独立，它们也可能相互作用，进而彼此加重并使治疗复杂化。这种独立关系在本质上是一种通过排除做出的诊断。当面对一位患者既有精神症状又有物质使用时，首先应该排除一种状况引起另一种的可能性。如果没有物质使用而有精神症状，同时如果物质使用出现在与精神症状无关的时期内，那么两者更可能在任一方向上均无因果关系。

在断定症状表现是由某种物质或药物的直接效应所致后，必须接着确定何种 DSM-5 物质所致的障碍最符合该临床表现。 除物质中毒和物质戒断以外，DSM-5 还包括许多特定的物质/药物所致的精神障碍。请参见**第二章"用树形图做鉴别诊断"**中的 2.26 **"用于过度物质使用的决策树形图"**，它展示了做此决定所涉及的步骤。

步骤3 排除由于一般躯体疾病所致的障碍

排除物质/药物所致的病因后，下一步就要确定精神症状是否由某种一般躯体疾病的直接效应所致。此项和上一项鉴别诊断步骤组成了传统上所认为的精神医学中要"排除器质性因素"，其中要求临床工作者首先考虑并排除精神症状的"躯体"病因。虽然 DSM 不再使用器质性、躯体性和功能性等词语，以此来避免这类术语所暗含的过时的精神-躯体二元论，但是首先排除物质和一般躯体疾病作为精神症状的特定病因仍然至关重要。出于类似的原因，在 DSM 中回避使用"由于躯体疾病"这一短语，因为它潜在暗指精神症状和精神障碍独立于且不同于"躯体疾病"。事实上，从疾病分类的角度，与传染性疾病、神经系统疾病等一样，精神障碍只是**国际疾病分类**（ICD）中的一章。当使用短语"由于躯体疾病所致"时，意味着其症状是由 ICD 精神障碍章节以外的躯体疾病所致，即非精神性躯体疾病。因此，在 DSM-5 和本手册中，使用形容词如另一种、其他或一般来修饰短语"躯体疾病"，这是为了澄清作为精神障碍病因的躯体疾病，与精神障碍一样，同属于躯体疾病，但由于它的非精神性而不同于精神性的躯体疾病。

从鉴别诊断的视角来看，排除一般的躯体病因是精神疾病诊断中最为重要和困难的要点之一。之所以重要，一是因为许多患有一般躯体疾病的个体存在继发的精神症状，这些症状作为一般躯体疾病的并发症出现，还因为许多有精神症状的个体存在基础的一般躯体疾病。这一鉴别诊断步骤的治疗意义也非常重大。恰当地识别和治疗基础的一般躯体疾病，对避免躯体并发症和减少精神症状都极为重要。

此项鉴别诊断步骤可能十分困难，原因有四点：（1）一些精神障碍和许多一般躯体疾病的症状可能相同（如，体重减轻和疲劳的症状可以归因于**抑郁/焦虑障碍**或一般躯体疾病）；（2）有时，一般躯体疾病的首发症状是精神性的（如，在胰腺癌或脑肿瘤中，抑郁出现于其他症状之前）；（3）一般躯体疾病和精神症状之间的关系可能十分复杂（如，抑郁或焦虑作为对罹患一般躯体疾病的心理反应，同时躯体疾病亦可以通过对中枢神经系统的直接生理效应成为抑郁或焦虑的病因）；（4）患者常就诊于主要识别和诊断精神障碍的场所，在那里对躯体疾病诊断的预期和熟悉程度都较低。

事实上，任何精神疾病的表现都可以由一般躯体疾病的直接生理效应导致，这些表现在 DSM-5 中被诊断为由于其他躯体疾病所致的精神障碍中的一种（如，由于甲状腺功能低下所致的抑郁障碍）。如果患者就诊于综合性医院或基础保健门诊，临床工作者自然会考虑到病因可能为一般躯体疾病。对诊断真正有挑战的地方是精神卫生场所，在那里一般躯体疾病的基础比率要低得多，但漏诊的后果却很严重。让每位患者都去做所有想到的筛查实验并不可行（性价比也很低）。临床工作者应该将病史、躯体检查和实验室检查指向那些最常见且最有可能解释主诉精神症状的一般躯体疾病（如，针对抑郁的甲状腺功能检查，针对晚发精神病性症状的脑影像检查）。

一旦确立了患者存在某种一般躯体疾病，下一步的任务就是确定它与精神症状在病因上的关系。存在以下五种可能的关系：（1）一般躯体疾病通过对大脑的直接生理效应引起精神症状；（2）一般躯体疾病通过心理机制引起精神症状（如，抑郁症状是对被诊断为癌症的反应——诊断为**重性抑郁障碍**或**适应障碍**）；（3）服用治疗一般躯体疾病的药物引起精神症状，此时诊断为**药物所致的精神障碍**（参见本章的"步骤 2 排除物质作为病因"）；（4）精神症状引起或负面影响一般躯体疾病（如，此种情况下可能存在**影响其他躯体疾病的心理因素**）；（5）精神症状和一般躯体疾病的共存是巧合（如，高血压和**精神分裂症**）。然而在真实的临床环境中，某些上述关系可能由于多因素病因而同时出现（如，一位服用抗高血压药物的卒中患者出现抑郁，可能由于卒中对大脑的直接效应、患者对瘫痪的心理反应和抗高血压药物的副作用三者联合所致）。

有两条线索可以提示精神病理是由一般躯体疾病的直接生理效应引起。遗憾的是，这些线索都不是绝对可靠的，必须始终结合临床的判断。

•第一条线索涉及时间关系的特征，需要考虑精神症状是否在一般躯体疾病起病后出现，是否随着一般躯体疾病严重程度的变化而变化，并且是否随着一般躯体疾病的改善而消失。当所有这些时间关系都能被证实，就可以得出一个令人信服的结论，即一般躯体疾病引起了精神症状；然而，这样的线索还不能确定它们之间的关系是生理性的（时间上的协变还可能由于对一般躯体疾病的心理反应所致）。有时，时间关系并不是确定基础病因的良好指征。例如，精神症状可能是一般躯体疾病的最初预兆，可能先于其他任何表现数月或数年出现。相反，精神症状也可以在一般躯体疾病确诊后的数月或数年出现（如，**帕金森病**中的抑郁）。

•第二条线索是如果精神症状表现在症状模式、起病年龄或病程上不典型，在鉴别诊断中就应该考虑患者是否存在一般躯体疾病。例如，当严重的记忆减退或体重减轻伴随相对轻度的抑郁时，或者当严重的定向障碍伴随精神病性症状时，患者的表现就迫切需要躯体检查。类似地，老年患者的首次躁狂发作可能提示病因涉及一般躯体疾病。然而，症状的非典型性本身不能表明存在一般躯体的病因，因为原发性精神障碍的异质性也可导致众多"非典型"的表现。

然而，对于鉴别诊断中的这项任务，最重要的底线是不要遗漏任何可能重要的基础性一般躯体疾病。因果关系的确立通常需要仔细的评估、纵向的随访和试验性的治疗。

最终，如果确定了是由一般躯体疾病引起精神症状，还必须要确定何种 DSM-5 由于其他躯体疾病所致的精神障碍最符合该临床表现。DSM-5 包括很多此类障碍，每种障碍都可依据主要的症状表现来加以区分。请参见**第二章"用树形图做鉴别诊断"**中的 2.29 **用于躯体疾病作为病因的决策树形图**，它展示了做此决定所涉及的步骤。

步骤 4　确定特定的原发性障碍

一旦排除了物质使用和一般躯体疾病作为病因，下一步要确定何种原发性的 DSM-5 精神障碍能够最好地解释主诉症状。为了便于鉴别诊断，在 DSM-5 中许多诊断分组（如，**精神分裂症谱系及其他精神病性障碍，焦虑障碍，分离障碍**）都是精确围绕共同的主诉症状来归类的。**第二章中**的决策树形图提供了从可以解释每个主诉症状的原发性精神障碍中进行选择所需要的决策点。一旦选择了那个看似最可能的障碍，临床工作者们也许希望回顾**第三章"用表格做鉴别诊断"**中的相关鉴别诊断表格，以确保在鉴别诊断中所有其他可能的候选诊断均已考虑并排除。

步骤 5　区分适应障碍与剩余的其他特定的和未特定的障碍

许多临床表现（尤其在门诊和基础保健场所中）并不遵循特定的症状模式，或它们尚未达到用于某个确定 DSM-5 诊断所公认的严重程度或病程阈值。在这种情况下，如果症状表现严重到引起了有临床意义的损害或痛苦，并代表了个体在生物学上或心理上的功能失调，那么仍有必要做出精神障碍的诊断，此时需要鉴别的就是**适应障碍**和某个**其他特定的或未特定的**诊断类别。如果临床上判断患者的症状是对心理社会应激源适应不良的反应，则诊断为**适应障碍**。如果判断有临床意义的症状并非应激源所致，则可诊断为相关的**其他特定的或未特定的**诊断类别，同时基于何种 DSM-5 诊断分类最能涵盖症状表现来选择恰当的剩余类别。例如，如果患者的表现以抑郁症状为特征，但这些症状又不符合 DSM-5 **"抑郁障碍"**章节中任何障碍的诊断标准，则可诊断为**其他特定的抑郁障碍**或**未特定的抑郁障碍**（至于使用这两种类别中的哪一种，将在下一段落提供规则）。因为应激情况是大多数人生活的日常特征，所以这一步侧重于判断应激源是否作为病因，而非是否存在应激源。

DSM-5 提供了两种剩余类别：**其他特定的障碍和未特定的障碍**。顾名思义，对这两种类别的区分要基于是否临床工作者选择标注为何症状表现不符合诊断分组中任何特定类别的诊断标准。如果临床工作者想要指出特定的原因，就在障碍的名称（**"其他特定的障碍"**）后注明表现不符合任何特定障碍定义的原因。例如，如果患者存在有临床意义的症状表现，以 4 周几乎每天大部分时间的抑郁心境为特征，但仅伴随两种额外的抑郁症状（如，失眠和疲劳），那么临床工作者可以记录为**其他特定的抑郁障碍，抑郁发作伴症状不足**。如果临床工作者选择不去指出症状不符合任何特定障碍定义的具体原因，则使用**未特定的障碍**来命名。例如，如果临床工作者不想指出抑郁表现不适合任何特定类别的原因，则诊断为**未特定的抑郁障碍**。如果信息不足以做出更特定的诊断，同时临床工作者预期可以得到额外的信息，或者如果临床工作者决定为了患者的最佳利益而不去明确原因（如，为了避免提供可能引起病耻感的患者信息），那么临床工作者可以选择未特定的诊断。

步骤 6　确立与无精神障碍的边界

一般来说，每个决策树形图的最后一步都是确立某种障碍与无精神障碍之间的边界。这个决定绝非无足轻重或最容易做出。从单个症状来看，DSM-5 中的许多症状都相当常见，而且症状本身并不能表明精神障碍的存在。可以预料到大多数人在一生中都会经历焦虑、抑郁、失眠或性功能失调等问题。临床工作者要明确并非每个有症状的个体都符合精神障碍的诊断，DSM-5 在大部分障碍的诊断标准中都包含一个条目，通常措辞如下："这种紊乱在社交、职业或其他重要功能领域中引起有临床意义的痛苦或损害。"该诊断标准要求任何精神病理表现必须导致有临床意义的问题才能诊断精神障碍。例如，诊断**男性性欲低下障碍**要求性欲低下引起个体有临床意义的痛苦，但对于一位性欲低下的男性，如果目前无性伴侣同时未因性欲低下而特别烦恼，则不能给予该诊断。

遗憾而又必然的是，DSM-5 没有试图去定义术语有"临床意义的"。障碍和正常状态之间的边界只能由临床判断来设定，而不能依靠任何一成不变的规则。有临床意义的表现必然受到文化背景，个体就诊的场所，临床工作者的偏见，患者的偏见和可获得的资源的影响。"轻度"抑郁似乎在基础保健场所中更有临床意义，相比之下，精神科急诊室或州立医院的重心则放在识别和诊断那些损害性更大的障碍上。

在临床精神卫生场所中，要判断患者的表现是否有临床意义通常不成问题；个体寻求帮助的事实就自动成为"有临床意义的"。更具挑战性的情境是，在治疗其他精神障碍或躯体疾病的过程中另外发现精神症状的表现，鉴于精神障碍之间以及精神障碍和躯体疾病之间的高度共病，这种情况并不少见。一般来说，作为原则，如果共病的精神症状需要临床关注和治疗，则认为是有临床意义的。

最后，某些可以损害功能的状况如**无合并症的丧痛**，可能仍不足以诊断为**其他特定的或未特定的障碍**，因为正如 DSM-5 对精神障碍定义的要求，这些状况不能代表个体内在的心理或生物学上的功能失调。这种"正常"但有损害性的功能表现可能值得临床关注，但它们算不上精神障碍，应该被诊断为 DSM-5 第二部分**"可能成为临床关注焦点的其他状况"**中的某个类别（通常是 ICD-10-CM 中的 Z 编码），这一章节位于精神障碍各章节之后。

鉴别诊断与共病

鉴别诊断一般基于的理念是临床工作者从一组有竞争性的、相互排他的诊断中选定一个能最好地解释特定症状表现的诊断。例如，对于一位有妄想、幻觉和躁狂症状的患者，问题是最佳诊断究竟为**精神分裂症、分裂情感性障碍**，还是**双相障碍伴精神病性特征**；只能用其中一种诊断来描述当前的表现。然而，很常见的是，DSM-5 的诊断并非相互排他，为了充分描述主诉症状，对某个特定患者做出一种以上的 DSM-5 诊断既被允许也是必要的。因此，可能需要查阅多个决策树形图才能充分涵盖患者所有重要的有临床意义的表现。例如，一位患者表现出多次意外的惊恐发作、明显的抑郁、暴食和过度的物质使用，则需要考虑如下决策树形图：惊恐发作（2.14）、抑郁心境（2.10）、食欲改变或异常的进食行为（2.18）和过度的物质使用（2.26）。此外，由于诊断分组内部的共病问题，可能需要多次通过某个特定的决策树形图才能覆盖所有可能的诊断。例如，目前公认如果患者有一种**焦虑障碍**［如，**社交焦虑障碍（社交恐怖症）**］，那么就更可能有其他共病的**焦虑障碍**（如，**分离焦虑障碍、惊恐障碍**）。然而，焦虑决策树形图（2.13）可以帮助鉴别各种焦虑障碍，每次通过树形图仅能获得一种**焦虑障碍的诊断**。临床工作者每次通过树形图时基于当前关注的焦虑症状，对关键问题给予不同的回答，这样多次通过焦虑树形图就可以捕获焦虑障碍之间的共病情况。

多重诊断的使用本身并无好坏之分，但临床工作者要充分理解其中的含义。对于共病的幼稚且错误的看法是认为有一种以上描述性诊断的患者确实患有多种独立的疾病。这当然不是唯一可能的关系。实际上，两种所谓共病的疾病可以有 6 种不同的关联方式：（1）疾病 A 可能导致或诱发疾病 B；（2）疾病 B 可能导致或诱发疾病 A；（3）基础疾病 C 可能导致或诱发疾病 A 和 B；（4）疾病 A 和 B 实际上可能是某个更加复杂的综合征的一部分，而该综合征在诊断系统中被人为地分开；（5）疾病 A 和 B 之间的关系可能由于定义上的重叠而被人为地加强；（6）共病是偶然同时出现的结果，对于那些基础患病率高的疾病尤为可能。这种关系的特定性质通常很难确定。需要记住的重点是，"有"一种以上的DSM-5 诊断并不表示就有一种以上的基础的病理生理过程。相反，DSM-5 诊断应该被认为是有助于诊断信息交流的描述性构建模块。

如何使用本手册：案例示范

为了示范如何使用本手册所提供的诊断工具来确定某个鉴别诊断，请思考以下案例，该案例改编自约翰·W. 巴恩希尔（John W. Barnhill, M.D.，美国纽约长老会医院精神科医生，威尔·康乃尔医学院临床精神医学教授）主编的《DSM-5 临床案例集》（32—34页）。[①]

> 约翰是一位 25 岁单身无业的白人男性，他因为精神病性症状、抑郁、焦虑以及大麻和酒精滥用，近几年一直就诊于精神科。
>
> 约翰度过了一段看似正常的童年，15 岁开始出现心境烦躁、快感缺失、精力低下和社交隔离等表现。与此同时，约翰开始每天饮酒和吸食大麻。此外，他反复出现惊恐发作，特点为突发心悸、大汗并感觉自己快要死掉。在抑郁和惊恐最严重的时候，他先后两次接受舍曲林 100 毫克/天的药物治疗，同时联合心理治疗。在这两次发作中，他最严重的抑郁症状均在数周内减轻，并在数月后停用舍曲林。在严重抑郁发作间期，他通常看起来很悲伤、易激惹而且没有动力。他的学业表现在十年级时下

---

① 征得斯蒂芬·赫克尔斯（Stephan Heckers，美国范德比尔特大学医学院精神医学系教授）的同意，改编自《DSM-5 临床案例集》第 32—34 页的案例"悲伤与精神病"。此案例集由约翰·W. 巴恩希尔主编，由位于华盛顿哥伦比亚特区的美国精神医学出版社于 2014 年出版。版权归属于 2014 美国精神医学学会。

降，之后始终处于边缘水平。他没有如父母所愿去上大学，而是住在家里并在附近打些临工。

约翰在 20 岁左右出现了精神病性症状，他坚信自己在 6 岁时杀过人。虽然他想不起来这些人是谁或当时的情况，但他确信这个事情一定发生过，因为有持续的声音控告他是个杀人犯。他还确信其他人会因为他在 6 岁时发生的事情而惩罚他，因此很担心自己有生命危险。在随后的 2～3 周，他变得有负罪感，并沉湎于应去割腕自杀的想法，父母担心他会将妄想付诸行动，最终将他送入精神病院进行住院治疗。虽然他入院时情绪焦虑，但在数天之内又变得非常抑郁，伴心情烦躁、显著的快感缺失、睡眠欠佳、食欲下降和注意力不集中。在联合使用抗精神病和抗抑郁药治疗 4 周后，他的抑郁和精神病性症状均出现缓解。因此，精神病性发作的总病程约为 7 周，其中 4 周还有特征性的抑郁发作。在 22 岁前，他又因为相同的症状模式住过两次院，先有数周与他坚信自己儿时杀人相关的妄想和幻觉表现，之后再有持续 1 个月的严重抑郁表现。那两次复发都出现在他看似持续服用合理剂量的抗精神病药物的情况下。过去的 3 年里，约翰一直坚持服用氯氮平，没有出现任何进一步的幻觉、妄想或抑郁发作。

约翰在 15 岁时开始滥用大麻和酒精。在 20 岁精神病起病之前，他几乎每天吸几卷大麻并且周末酗酒，偶尔出现一过性黑蒙。在精神病起病后，他对大麻的使用明显减少，但在 22 岁时又有过两次精神病性发作（如上所述）。他开始加入匿名戒酒和匿名戒除麻醉品的团体，在 23 岁时成功戒掉大麻和酒精，并且从此戒除。

这个案例表现出明显的精神病性症状（妄想和幻觉）和心境症状（抑郁）。因而临床工作者可以使用以下任何一个决策树形图开始鉴别诊断的过程：妄想（2.5）、幻觉（2.6）或抑郁心境（2.10）。由于妄想向来引人关注，我们就先从妄想的决策树形图开始（2.5）。第一个问题，这些信念是否为某个文化或宗教公认的信念系统的表现，这个问题的回答为"否"，因为约翰固执地相信他在 6 岁时杀了人，这不是任何一种公认的信念系统的表现，故适合被认为是一种妄想。下一个问题，关于妄想是否由某种物质的生理效应所致，这个问题必须慎重考虑，因为他的妄想首次出现在 20 岁，那段时间他几乎每天都要吸食几卷大麻。要回答这个问题，我们需要考虑本章前面提到的 6 个鉴别诊断步骤中的步骤 2，它对如何排除物质作为病因提供了指南。要确定大麻使用和妄想之间是否存在因果关系，我们需要确定下述 3 条是否全都属实：（1）在大麻使用与妄想的出现和持续之间有密切的时间关系，（2）大麻使用的模式与妄想的发展相一致（就剂量和病程而言），（3）对于妄想，没有替代的（即非物质/药物所致的）解释。虽然大麻引起丰富妄想的情况并不常见，但在某些易感个体中，大量的大麻使用可以导致在大麻中毒期间出现妄想，因此第二条（即大量且/或长期的物质使用足以引起症状）是符合的。然而在评估第一条时，虽然妄想出现在大量的大麻使用期间，但当约翰在医院没有大麻使用时妄想仍持续存在，并且后来当他只有极少量的大麻使用时妄想又再次出现，这个事实表明妄想不能被解释为大麻使用的表现。因此，对妄想决策树形图中的第二个问题，关于大麻是否为妄想的病因，回答为"否"。据报告约翰没有任何一般躯体疾病，这又排除了躯体疾病作为病因，因此下一个问题的回答也为"否"。

针对约翰的妄想，在排除文化和宗教、物质/药物所致，以及一般躯体疾病作为病因的可能性之后，我们必须对可能解释妄想的原发精神病性障碍和心境障碍加以鉴别。下一个问题，是否妄想仅出现在高涨、膨胀或易激惹的心境发作背景下，由于约翰没有躁狂或轻躁狂的病史，回答为"否"。接下来的问题，关于是否妄想仅出现在抑郁心境发作的背景下，回答还是"否"，因为妄想还出现在约翰没有经历抑郁发作的时期（即每次精神病性发作的特征都是在出现严重抑郁症状之前先有数周的妄想症状）。

在妄想决策树形图中，下一组问题提供了对不受心境限制的妄想症状的鉴别诊断。对询问是否妄想持续 1 个月或更长时间的问题，回答为"是"（即每次妄想出现，均持续数周），第一次把我们带到决策树形图的右边来考虑鉴别**精神分裂症、精神分裂症样障碍、分裂情感性障碍、妄想障碍、双相**或**重性抑郁障碍伴精神病性特征**。随后的问题关于是否妄想伴有**精神分裂症特有**的其他精神病性症状（即幻觉、言语瓦解、明显瓦解的或紧张症行为或阴性症状），鉴于约翰妄想儿时杀过人并伴有指责性的幻听，回答仍为"是"。下一个问题（即是否有**重性抑郁**或**躁狂发作**的病史）考虑到约翰有复发性的重性抑郁发作史，回答为"是"，接下来的问题（即是否在连续的疾病周期中精神病性症状与心境发作同时出现）也回答为"是"，因为在**重性抑郁发作出现**以后妄想和幻觉仍持续存在，这表明抑郁发作和精神病性症状有一段重叠期。

下一个问题，提供了**分裂情感性障碍**和**精神分裂症**之间关键的鉴别诊断要点，询问是否在连续的疾病周期中，心境发作在疾病活跃期和残留期的总病程中占据少数时间。在约翰的案例中，每次抑郁发作持续约 7～8 周，其中约有 4 周同时存在严重的**重性抑郁发作**。因此，不符合在连续的疾病周期中心境发作只占据少数时间（心境发作实际上占据了总病程的多数时间），所以该问题的回答为"否"，排除了**精神分裂症**和**精神分裂症样障碍**的诊断。再下一个问题，关于是否在没有**重性抑郁发作**或**躁狂发作**的情况下至少有 2 周的妄想和幻觉，回答为"是"（即在前 3～4 周的精神病性发作期间，约翰很焦虑但没有明显的抑郁心境），这就把我们带到妄想决策树形图（2.5）的终末分支并可做出**分裂情感性障碍**的诊断。应该注意，鉴于在精神病性发作期间，妄想和幻觉完全同时出现，我们也可以用幻觉树形图（2.6）代替妄想树形图开始鉴别诊断，又鉴于妄想和幻觉树形图有相似的分支结构，我们经历基本相同顺序的步骤后就能得出**分裂情感性障碍**的诊断。

或者，我们还可以从约翰严重的抑郁症状入手来处理这个案例，并使用抑郁心境的决策树形图（2.10）开始鉴别诊断。该树形图的第一个问题询问是否抑郁症状是由物质使用所致。与上述讨论大麻使用和妄想之间关系的原则一样，本问题的答案仍然是否定的，因为虽然大麻使用足以引起抑郁心境，但约翰在停止大量的大麻使用后仍持续经历严重抑郁发作的事实表明，与妄想一样，他的抑郁症状不能认为是由大麻使用引起的。下一个问题询问是否抑郁是由一般躯体疾病的生理效应所致，这个问题的回答为"否"，因为不存在任何躯体疾病的病史。下一个问题询问是否抑郁心境是**重性抑郁发作**的一部分。该问题的答案为"是"，鉴于在妄想和幻觉起病之后出现的抑郁周期以大约 4 周的烦躁心境、明显的快感缺失、睡眠欠佳、食欲下降和注意力不集中为特征，因此符合**重性抑郁发作**综合征的诊断标准。要注意的是决策树形图不会终止于该决策点，诊断流程还要继续向前，这是因为**重性抑郁发作**在 DSM-5 中不是一个可编码的诊断实体，而是构成**双相Ⅰ型**或**双相Ⅱ型障碍、重性抑郁障碍**和**分裂情感性障碍**诊断的组成部分。下一个问题，关于是否存在有临床意义的躁狂或轻躁狂症状，回答为"否"，带领我们去思考**重性抑郁发作**和精神病性症状之间的关系。关于是否存在妄想或幻觉病史的问题回答为"是"，带领我们进入关键性的问题即精神病性症状是否仅发生在**躁狂**或**重性抑郁发作**期间。在约翰的案例中，精神病性症状并不仅出现在**重性抑郁发作**期间（即在抑郁发作起病前，妄想和幻觉已经独立存在 3～4 周），所以这个问题的答案为"否"。在抑郁心境决策树形图（2.10）的这个决策点上，不再提供额外的问题，而是告诉我们患者存在**精神分裂症谱系**或**其他精神病性障碍**并引导我们使用妄想树形图（2.5）或幻觉树形图（2.6）去做鉴别诊断，最终得出**分裂情感性障碍**的诊断。

通过使用决策树形图得出**分裂情感性障碍**的诊断以后，我们可以参考附录中的 DSM-5 分类以获得**分裂情感性障碍**的编码，并且/或者我们可以回顾**第三章**中**分裂情感性障碍**的鉴别诊断表格（表 3.2.2）以确认与诊断**分裂情感性障碍**相关的关键候选诊断均已被恰当地排除。本案例中的两个主要候选诊断是**精神分裂症**和**重性抑郁障碍伴精神病性特征**。相应地，**分裂情感性障碍**的鉴别诊断表格指出可通过以下事实鉴别**精神分裂症**和**分裂情感性障碍**，即**精神分裂症**的特点为心境发作仅"在疾病活跃期和残留期的总病程中占据少数时间"。在约翰的案例中，每次疾病发作的特点都是一次**重性抑郁发作**在总病程中（即 7～8 周）占据一半以上的时间（即大约 4 周），因而排除**精神分裂症**的诊断。此外，表格还指出要鉴别**分裂情感性障碍**和**重性抑郁障碍伴精神病性特征**，可通过以下事实即**重性抑郁障碍伴精神病性特征**的特点是精神病性症状只出现在**重性抑郁发作**期间。在约翰的案例中，精神病性症状并不仅局限于抑郁发作期间，排除了**重性抑郁障碍伴精神病性特征**的诊断。

第二章　用树形图做鉴别诊断

鉴别诊断是每次初诊的核心工作，也是每项治疗计划的开始。临床工作者必须确定哪些障碍是需要考虑的可能的候选诊断，然后从中选出一种（或多种）能够最佳解释主诉症状的障碍。在鉴别诊断中遇到的最大问题是倾向于过早地做出最终诊断。认知科学中的研究表明临床工作者通常在见到患者的前 5 分钟内就确定了诊断，然后用剩余的评估时间去解释（而且经常曲解）由此诊断偏见所诱导出来的信息。形成初始印象非常有助于提示哪些问题需要询问和哪些假设需要验证。然而遗憾的是，第一印象有时是错误的——尤其是因为患者的目前状态可能不是纵向病程的真实反映。在鉴别诊断中，准确的诊断需要按部就班地考虑所有可能的候选诊断。

避免草率跳到诊断结论的最佳方式可能就是自下而上地解决问题：基于主诉症状形成鉴别诊断。本手册的这部分内容，包括 29 个症状导向的决策树形图，方便了这种鉴别诊断的过程。每个决策树形图均始于一个特定的主诉症状，然后提供决策点用来确定何种诊断可以最好地解释症状。对于任何特定的患者，几个决策树可能（并且经常确实）都适用。在许多情况下，遵循不同相关决策树形图中的分支会得出相同的诊断，这就提示主诉症状构成了某个单一的综合征。在其他情况下，可能会得出一种以上的诊断。

在使用这些决策树形图时第一步要确定哪些树形图适用于临床表现。在本手册中，决策树形图的目录是用三种不同的方式组织的，以方便读者找到相关的决策树形图。其中两个目录位于**第二章**引言的结尾部分。第一个目录以 DSM-5 诊断分组（首先列出的是与神经发育表现相关的树形图，其次是与精神病性表现相关的树形图，以此类推）的顺序逐条列出决策树形图。第二个目录是按照精神状态检查的领域（与心境/情感相关的树形图，与行为相关的树形图，以此类推）来组织的。最后，在本手册的结尾，包含一个决策树形图的字母顺序索引，还有一个**第三章**中的鉴别诊断表格的字母顺序索引。

每个决策树形图都以一种标准化的方式设计。每个树形图所对应的主诉症状在左上角的一个方框里用粗体字显示。最右边的方框是诊断终点，用阴影和粗边框标示；这些方框显示了在对主诉症状的鉴别诊断中所有需要考虑的障碍。圆括号中的数字编码指代相对应的**第三章**中的鉴别诊断表格。中间的方框是表明各种障碍如何被选定或排除的决策点。临床工作者应该斟酌决策框里的陈述，然后如果答案为"肯定的"则跟随"是"的分支，而如果答案为"否定的"则跟随"否"的分支。偶尔中间的方框本身不是决策点，而是代表中间的诊断结论，因而没有"是"和"否"的选项。例如，用于**高涨**或**膨胀的心境**的决策树形图（2.8）包含了表明存在**躁狂发作**或**轻躁狂发作**的中间方框，反映出**躁狂发作**和**轻躁狂发作**是诊断**双相Ⅰ型**和**双相Ⅱ型障碍**的组成部分。

临床工作者应该铭记在心，决策树形图只是 DSM-5 诊断系统的概述和对鉴别诊断的指南。临床的判断在每个决策点的评估中始终是必需的。此外，当到达某个树形图的诊断终点时（即“最终诊断”），很重要的是回顾此障碍的实际 DSM-5 诊断标准，以保证那个障碍的全部诊断标准事实上均已符合。这个确认的过程是必要的，有两点理由。首先，决策树形图只是 DSM-5 诊断标准的总结性版本，而不是诊断标准的完整文本；其次，决策树形图只包括从诊断标准集合中挑选出来的标准，即那些可以鉴别不同的 DSM-5 障碍的诊断标准。回顾完整的 DSM-5 诊断标准集合是需要的，以确保案例符合全部的诊断特征和病程要求（如，持续性、最短病程）；大多数情况下，这些均未包括在决策树形图内。

许多决策树形图都遵循了标准的版式，反映出本手册**第一章**所阐述的用于鉴别诊断的分步骤的思考过程。第一步考虑的是特定症状是否为物质使用（包括治疗药物）或一般躯体疾病的的直接效应（**第一章**中的**步骤 2 和 3**）。决策树形图中的下一步通常涵盖可能解释症状的原发性精神障碍（**步骤 4**）。大多数决策树形图中的最终决策点为那些不符合或达不到某个特定 **DSM-5** 诊断阈值的表现提供了鉴别诊断。这些决策点因此要在**适应障碍**、剩余的**其他特定的**或**未特定的障碍**类别以及根本没有精神障碍中进行鉴别（**步骤 5 和 6**）。确定是否主诉症状是伪装的（如在**诈病**或**做作性障碍**中那样）这一重要步骤尚未包括在大多数的决策树形图中，因为如**第一章步骤 1** 中讨论的，那项任务潜在地适用于对所有主诉症状的评估，但只针对特定的背景和场合（如，司法）。

如上所述，本手册中 29 个决策树形图的顺序大体对应于 DSM-5 障碍的组织排列。下面的目录示范了按照（1）DSM-5 诊断分组和（2）精神状态检查的领域所组织的决策树形图。

按 DSM-5 诊断分组组织的决策树形图

神经发育表现

精神分裂症和其他精神病性表现

双相表现

抑郁表现

焦虑表现

按 DSM-5 诊断分组组织的决策树形图

2.15　回避行为

创伤和应激相关表现

2.16　病因涉及创伤或心理社会应激源

躯体症状表现

2.17　躯体主诉或疾病/外貌焦虑

喂食和进食表现

2.18　食欲改变或异常的进食行为

睡眠‐觉醒表现

2.19　失眠

2.20　嗜睡

性功能失调表现

2.21　女性性功能失调

2.22　男性性功能失调

破坏性、冲动控制和品行表现

2.23　攻击行为

2.24　冲动性或冲动控制问题

2.25　自伤或自残

物质相关表现

2.26　过度物质使用

神经认知表现

2.27　记忆丧失

2.28　认知损害

作为病因的躯体表现

2.29　躯体疾病作为病因

按精神状态检查领域组织的决策树形图

心境/情感

2.8　高涨或膨胀的心境

2.9　易激惹心境

2.10　抑郁心境

2.13　焦虑

2.14　惊恐发作

行为

2.2　儿童或青少年中的行为问题

按精神状态检查领域组织的决策树形图

2.7　紧张症症状

2.11　自杀观念或行为

2.12　精神运动性迟滞

2.15　回避行为

2.23　攻击行为

2.24　冲动性或冲动控制问题

2.25　自伤或自残

2.26　过度物质使用

认知

2.4　随境转移

2.27　记忆丧失

2.28　认知损害

思维形式/言语

2.3　言语紊乱

思维内容

2.5　妄想

2.11　自杀观念或行为

知觉紊乱

2.6　幻觉

躯体症状

2.14　惊恐发作

2.17　躯体主诉或疾病/外貌焦虑

人格特征

2.24　冲动或冲动控制问题

2.25　自伤或自残

睡眠/进食/性

2.18　食欲改变或异常的进食行为

2.19　失眠

2.20　嗜睡

2.21　女性性功能失调

2.22　男性性功能失调

功能

2.1　不良学校表现

病因因素

2.16　病因涉及创伤或心理社会应激源

2.26　过度物质使用

2.29　躯体疾病作为病因

2.1 用于不良学校表现的决策树形图

不良学校表现在儿童和青少年中普遍存在且极其非特异。一方面，临床工作者当然不应该假定每个差学生在其不良学业表现的背后均患有某种精神障碍。另一方面，大多数（即使不是全部）发生在儿童中的精神障碍都可能对学校表现产生负面影响，并且主诉经常是在学业上有困难。

对不良学校表现的原因的评估通常包括测试总**智商**和特定学业技能上的缺陷（如，阅读、数学、写作、表达性和感受性语言）。确诊 DSM-5 神经发育障碍要求学习或交流困难显著且可量化地低于个体年龄的预期水平，并明显干扰了上学、工作或社交功能。下一步要仔细评估是否存在以学校表现受损为后果的其他精神障碍。这必须要有详细的病史（从父母、老师和儿科医生的报告补充）、临床观察，以及对物质使用角色的评估。例如，存在显著的言语和非言语交流的社交使用缺陷吗？［如在**自闭症谱系障碍**和**社交（语用）交流障碍**中那样］存在发生在两个或更多不同场合的有临床意义的注意力不集中和/或多动-冲动行为症状吗？（如在**注意缺陷/多动障碍**中那样）除了持续愤怒和易激惹的基线状态外，还存在频繁失控的大发脾气吗？（如在**破坏性心境失调障碍**中那样）存在反社会行为模式例如逃学吗？（如在**品行障碍**中那样）存在基于无法和依恋对象分离而拒绝上学吗？（如在**分离焦虑障碍**中那样）存在有临床意义的抑郁心境吗？（如在**重性抑郁障碍**中那样）因为神经发育障碍和其他精神障碍经常共同出现，所以重要的是评估树形图中的所有可能性（这就需要多次检查该树形图）并确定究竟何种诊断是恰当的。

存在某种精神障碍并不能保证它就是有问题的学校表现的病因。其他因素（如，不良的工作习惯，过度地看电视或玩电子游戏，缺乏动机、学校教育不良、破坏性的家庭或社区环境）可能同样产生显著的影响。有时，精神障碍（如**适应障碍**、**对立违抗障碍**、**重性抑郁障碍**）更可能是不良学校表现的结果而非病因。

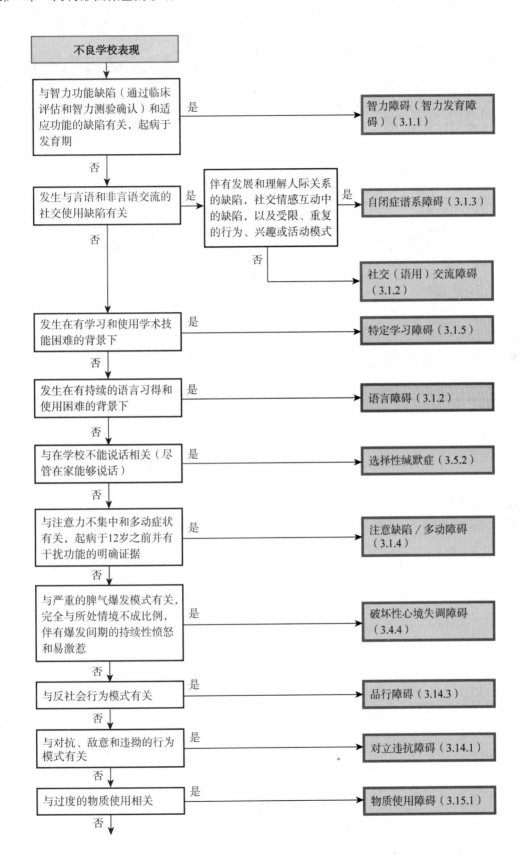

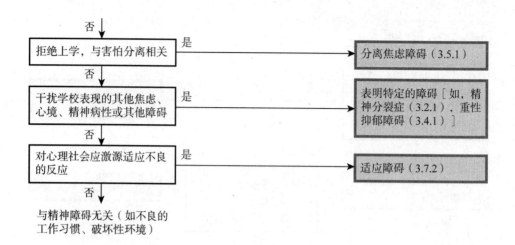

否↓

| 拒绝上学，与害怕分离相关 | 是→ | 分离焦虑障碍（3.5.1） |

否↓

| 干扰学校表现的其他焦虑、心境、精神病性或其他障碍 | 是→ | 表明特定的障碍〔如，精神分裂症（3.2.1），重性抑郁障碍（3.4.1）〕 |

否↓

| 对心理社会应激源适应不良的反应 | 是→ | 适应障碍（3.7.2） |

否↓

与精神障碍无关（如不良的
工作习惯、破坏性环境）

2.2　用于儿童或青少年中的行为问题的决策树形图

将儿童或青少年转诊到精神卫生专业人员的常见原因是要求对报告的行为问题进行评估并给予可能的治疗。然而不用说，出现在儿童或青少年中的许多行为问题并非由于某种精神障碍所致。在一些情况下，行为问题的严重程度或持续时间不足以做出诊断。在另一些情况下，问题更可能是家庭关系的紊乱，而非主要来自于儿童。最后，有一些非常严重的行为问题（如，枪击、抢劫、强奸），其发生的原因不属于 DSM-5 所涵盖的精神障碍领域（如，经济获益、社会地位、复仇）。

始于童年早期的行为问题最常与**注意缺陷/多动障碍、对立违抗障碍、破坏性心境失调障碍、自闭症谱系障碍、刻板运动障碍**和**智力障碍（智力发育障碍）**有关。对这些障碍的鉴别通常较为简单，并且可以通过对伴随症状的考量来确定。

青少年期首次出现的行为问题强烈提示物质可能扮演着重要的角色。行为问题可能由物质对大脑的直接效应导致（如在**物质中毒**中那样），可能是某种物质使用障碍的副产品（如，与获取利益有关的非法活动），或者可能被利益所驱动（如，计划通过成为毒品交易者来快速致富）。其他常起病于童年晚期或青少年早期的障碍包括**品行障碍的青少年期起病型**（其预后好于 10 岁前出现的儿童期起病型）、**重性抑郁障碍、双相障碍、精神分裂症、偷窃狂**和**纵火狂**。儿童期起病的**品行障碍**（即 10 岁前）尤其令人担忧，会伴发更高的暴力发生率、更差的同伴关系并且成年后更可能有**反社会型人格障碍**。

行为问题作为对心理社会应激源的反应而出现，提示或者（1）诊断为**创伤后应激障碍**或**急性应激障碍**，如果应激源尤其具有创伤性并且行为问题伴有与创伤性事件相关的侵入症状，对事件提示物的回避，以及认知、心境和警觉性的改变；或者（2）诊断为**适应障碍**。

如果目前行为问题未被任何决策点覆盖，而且问题具有临床意义并代表了个体在心理上或生物学上的功能失调，剩余类别——**其他特定的破坏性、冲动控制及品行障碍**或**未特定的破坏性、冲动控制及品行障碍**——可能适用，这个选择要依据是否临床工作者希望在病历中记录症状的表现（此时使用**其他特定的破坏性、冲动控制及品行障碍**，接着标明特定的原因）或者不希望这么做（此时使用**未特定的破坏性、冲动控制及品行障碍**）。否则，如果认为行为问题的确是个问题，但不表明某种精神障碍，可能采用 ICD-10-CM 中用于**儿童或青少年反社会行为**的 Z 编码，它被列在 DSM-5 的"**可能成为临床关注焦点的其他状况**"中。

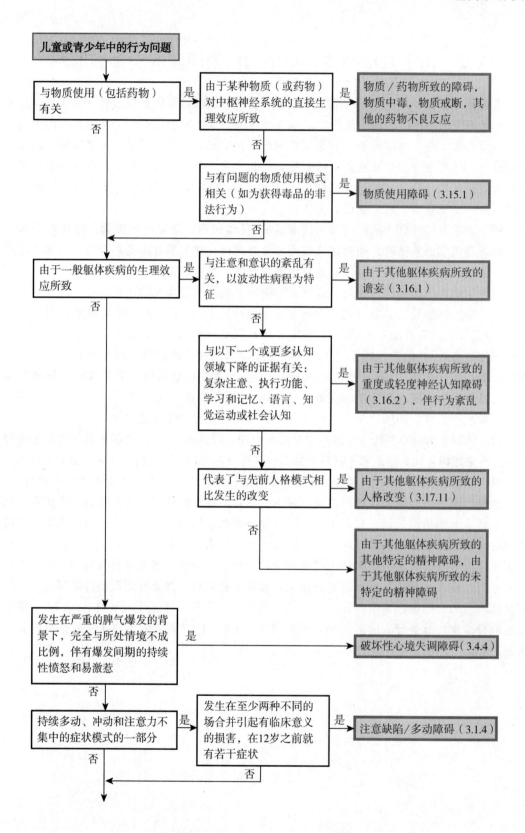

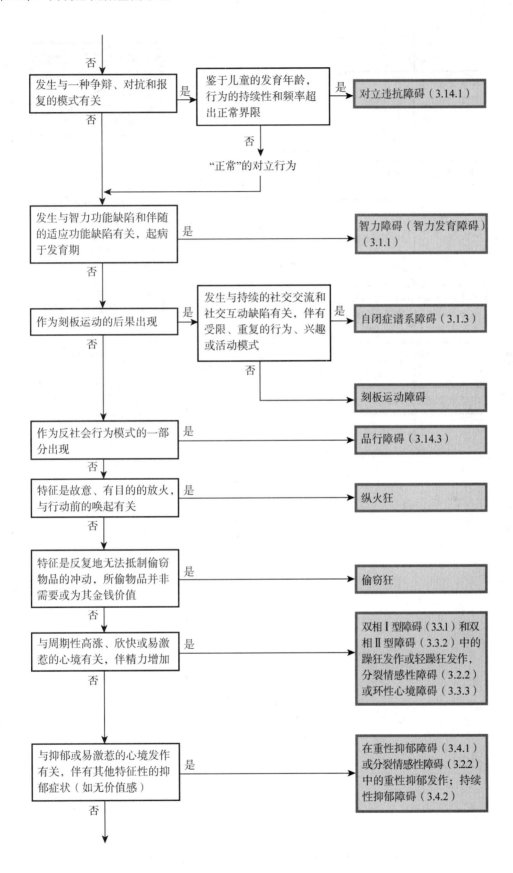

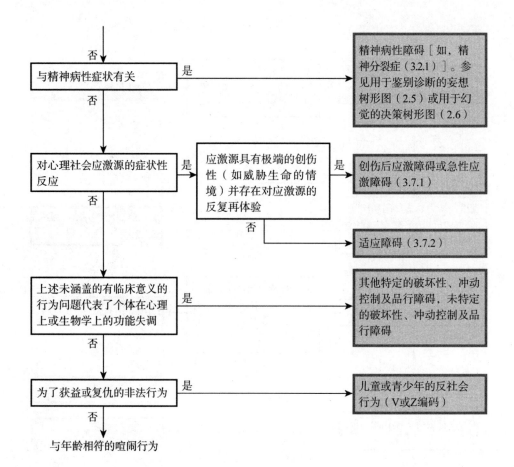

2.3　用于言语紊乱的决策树形图

用于言语紊乱的决策树形图包括三种紊乱的言语类型：无条理的言语、言语生成上的损害和不寻常的言语。无条理的言语的特征是个体无明显关联地从一个话题转换到另一个，或者对问题提供的答案与问题之间只是间接相关或无关。受损的言语生成可能与语言的习得和使用、可让人理解的口齿清楚说话的能力，或言语流畅性上存在的问题相关。不寻常的言语包括在理解和遵循言语交流的社会规则上的缺陷、迟缓或迫促的言语或者重复或刻板的言语。

无条理的言语是对诊断最具挑战性的症状之一，因为没有可供凭借的标准来判断何时言语是"无条理的"。这个判断部分依据临床工作者的理解能力和患者的言语生成模式。而且，没有人会一直用逻辑连贯且句法正确的语句讲话。许多临床工作者和受训者倾向于将轻微的不合逻辑的言语当作有临床意义的"联想松弛"。该决策树形图所包括的"无条理的言语"即便在最不经意的旁人看来，应该都是显而易见的。如果难以确定患者的言语有无条理，那么它很可能不应被考虑为病理性的。

一旦确定个体存在无条理、受损的或不寻常的言语，下一个挑战是确定在许多可能的精神障碍中哪一种能对其做出最佳解释。这通常需要评估背景和伴随症状。基于存在的其他症状，由于一般躯体疾病所致的言语紊乱可能被诊断为失语、**谵妄**或**重度**或**轻度神经认知障碍**。**谵妄**中的言语紊乱伴有注意和意识的障碍，而**重度**或**轻度神经认知障碍**中的言语紊乱伴有其他认知缺陷。发生在没有其他认知症状下的**失语**（由于涉及语言脑区的损伤或疾病所致的使用语言理解或传递观点的能力受损）可以用 ICD-10-CM 症状编码 R47.01进行诊断。

无条理的言语是物质使用的常见表现。通常诊断**物质中毒**或**物质戒断**足矣，但严重无条理的言语则提示**物质中毒性谵妄**或**物质戒断性谵妄**的诊断或某种基础的**物质/药物所致的重度神经认知障碍**。对**躁狂发作**与**精神分裂症**中无条理言语的鉴别诊断一直是热议的话题。基于观察者理解患者思路的难易，**精神分裂症**发作中的无条理言语（如所谓的联想松弛）很可能不同于躁狂中的"思维奔逸"。至少从理论上来说，在思维奔逸中人们能够分辨出患者如何从一个话题跳到下一个，然而**精神分裂症**患者言语中的思维脱轨要难以理解得多。虽然这一区别可能对大多数的典型案例都有所帮助，但在分界线上仍存在许多难以或不可能区分联想松弛和思维奔逸的情况。类似地，快速或迫促的言语经常是躁狂的特征，而某个兴奋或激越的**精神分裂症**患者的言语也可能是过多的。因此，对**精神分裂症**和**躁狂发作的**鉴别诊断最好基于伴随症状和总体病程，而不是基于对言语模式的孤立评估。

决策树形图还包括鉴别诊断几种以发育期首次出现言语损害为特征的障碍。如果个体存在症状，例如难以理解词语、句子或词语的特定类型，明显受限的词汇量和/或造句困难，可能需要诊断为**语言障碍**。妨碍可理解性的语音生成困难，可能需要诊断为**语音障碍**。言语流畅性和时间模式上的问题相对年龄和语言技巧而言是不恰当的，则提示**童年起病的言语流畅障碍（口吃）**的诊断。在**自闭症谱系障碍**和**社交（语用）交流障碍**中，存在言语和非言语交流的社交使用上的缺陷。这些问题的出现可能因为个体难以理解和遵循自然背景中的言语和非言语交流的社会规则，对依据听者或情境的需求改变语言感到吃力，以及不能遵循交谈和讲故事的规则。出现在其他正常言语背景下的不恰当发声提示**抽动障碍**。

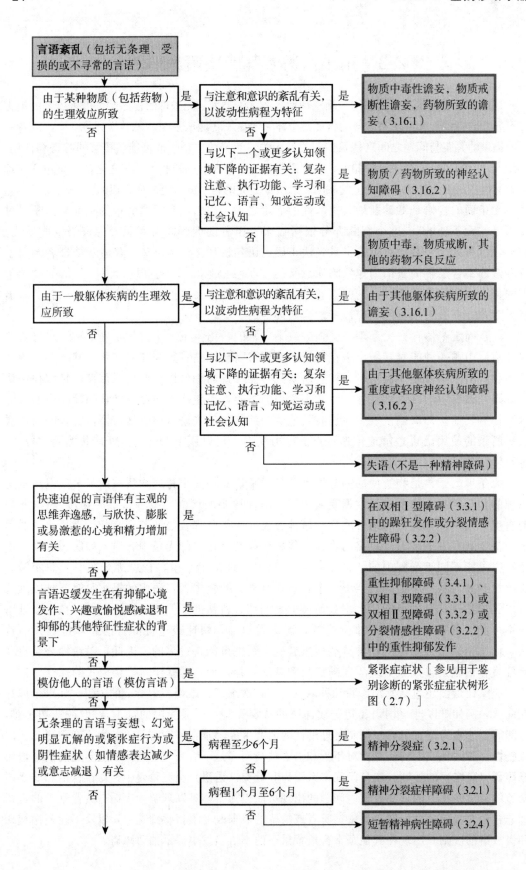

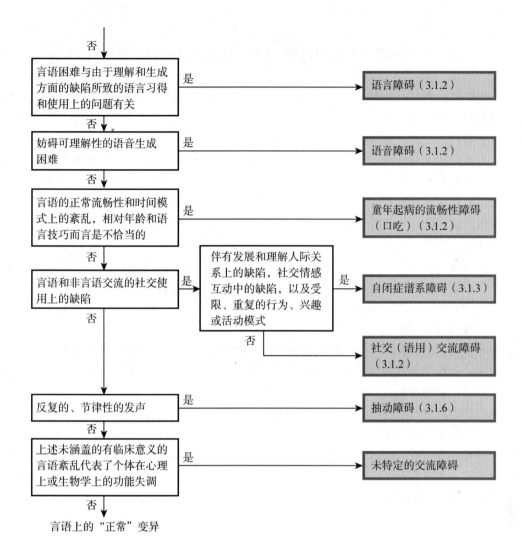

否

言语困难与由于理解和生成方面的缺陷所致的语言习得和使用上的问题有关 —是→ 语言障碍（3.1.2）

否

妨碍可理解性的语音生成困难 —是→ 语音障碍（3.1.2）

否

言语的正常流畅性和时间模式上的紊乱，相对年龄和语言技巧而言是不恰当的 —是→ 童年起病的流畅性障碍（口吃）（3.1.2）

否

言语和非言语交流的社交使用上的缺陷 —是→ 伴有发展和理解人际关系上的缺陷，社交情感互动中的缺陷，以及受限、重复的行为、兴趣或活动模式 —是→ 自闭症谱系障碍（3.1.3）

否 → 社交（语用）交流障碍（3.1.2）

否

反复的、节律性的发声 —是→ 抽动障碍（3.1.6）

否

上述未涵盖的有临床意义的言语紊乱代表了个体在心理上或生物学上的功能失调 —是→ 未特定的交流障碍

否

言语上的"正常"变异

2.4   用于随境转移的决策树形图

随境转移是指在试图把注意力集中在某个特定任务或活动时不能滤除外来的刺激。这是一种极其非特异的症状，可出现在各种精神障碍以及没有精神障碍的个体中。鉴别诊断要依赖于起病年龄、严重程度、与随境转移相关的症状，以及是否来源于对外部应激源的反应。有临床意义的注意力不集中伴童年早期起病，提示**注意缺陷/多动障碍**的诊断。注意力不集中伴青少年期起病，提示多种可能的障碍，包括复发性**物质中毒**或**物质戒断**、**重性抑郁**或**双相障碍**以及**精神分裂症**。当注意力不集中在晚年首次出现时，尤其重要的是考虑病因可能为药物、滥用的毒品或其他一般躯体疾病。

当注意力不集中很严重并与其他认知或知觉症状（如定向障碍、幻觉）有关时，应该考虑诊断**谵妄**。**谵妄**的标志是注意和意识的障碍——患者不能理解或恰当地回应外部环境，不能滤除无关刺激，也不能遵循指令或回答问题。因为**谵妄**经常是医疗上的紧急事件，识别（并随后纠正）基础的病因学因素非常关键，这些因素可能与一般躯体疾病、物质使用（包括药物副作用），或它们的联合作用相关。

随境转移很少作为除了**注意缺陷/多动障碍**和**谵妄**之外的某些障碍的主诉症状。鉴别诊断的评估依赖于伴随特征的表现（如**躁狂发作**中的心境高涨，**广泛性焦虑障碍**中的过度担心和焦虑，**精神分裂症**中的持续性精神病性症状）。确定是否患者经历过可能引起或加剧随境转移的心理社会应激源也总会有所帮助。

最后，每个人过滤来自环境的外部刺激的能力各不相同。此外，环境中典型刺激的性质和水平可以增强或削弱任何个体维持注意的能力。是否随境转移的特定表现构成了某种精神障碍的一个方面或者应被考虑处于正常范围，则依赖于它的严重性和持续性，以及是否引起有临床意义的痛苦或损害。

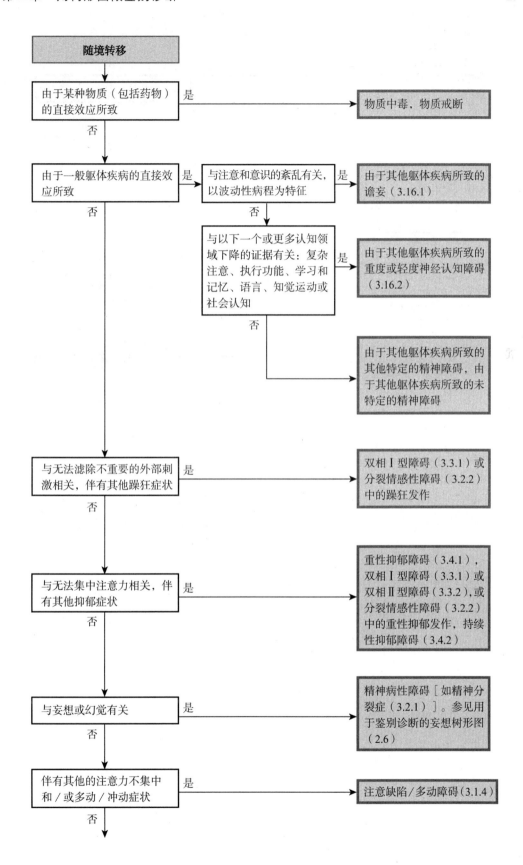

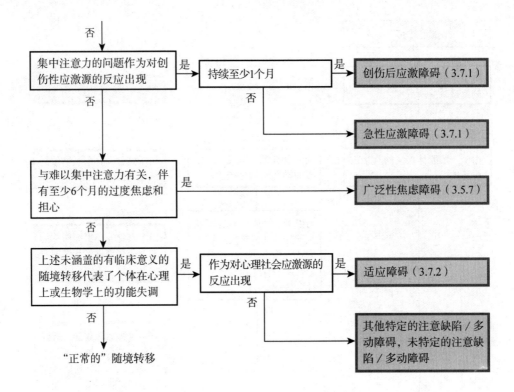

2.5 用于妄想的决策树形图

就妄想的鉴别诊断而言，一个常见的错误是假定不寻常的信念（至少从临床工作者的角度来看）就必定是一种妄想。此类错误的归属可以通过谨慎地应用 DSM-5 词汇表中妄想的定义来避免：

> 一种以对外界现实不正确的推理为基础的坚信不疑的错误信念，尽管有悖于其他大多数人的想法，且尽管有悖于构成确凿而明显的证明或证据的要素。这种信念通常不被个体的文化或亚文化中的其他成员所接受（如，它不是一种宗教信条）。当错误信念涉及价值判断时，只有判断极端到违背可信度时，才被认为是妄想。有时可以从某种超价观念中推断出存在妄想性确信（此种情况下，个体有荒唐的信念或观点，但不像妄想中那样坚信）。

在试图确定患者是否为妄想性时，记住此定义的几个方面将会有所帮助。妄想性确信对表明其难以置信的有力证据无动于衷，并且个体仍然完全相信其真实性，不假思索地拒绝替代解释。在决定顽固和错误的信念是否足以被认作妄想时，必须首先确定在推理和现实检验中已经出现严重的错误，然后再确定确信的程度。要求患者充分谈论他或她的确信可能会有所帮助，因为通常只在信念的特定细节中推理错误才变得明显。在评估妄想性确信的程度时，应该提供替代的解释（如人们挂断电话可能是由于拨错了号码）。连这些解释的可能性都不能承认的患者最可能是妄想性的。应注意对宗教信仰是否为妄想性的评估尤为具有挑战性，因为检验信念为"真"或"假"的常用手段无法用于宗教信仰，并因此不会受到相反的确凿证据或证明的质疑。在这种情境下，临床工作者必须考虑宗教的独特信念系统的决定因素，并确定是否个体的信念明显偏离其宗教背景中所认为的"正常状态"。如果不熟悉个体的文化或宗教背景所特有的信念，通常有必要向其他熟悉患者文化或宗教的个体咨询，以避免将宗教信仰误诊为妄想。正如本决策树形图的第一步中所指出的，被个体的文化或宗教所认可的顽固信念不应考虑为妄想。

一旦确定了存在妄想，下一步任务是从众多可能的 DSM-5 障碍中确定哪种障碍能够最好地解释妄想。妄想的特定内容和形式在诊断过程中远不及其发生的背景重要。最常见的诊断错误是忽视了物质（包括药物）和一般躯体疾病在妄想病因中的关键性作用。在表现出妄想的更年轻的个体中，重要的是仔细采集病史并做毒品筛查，以排除滥用毒品的因素。晚年首发的妄想性思维始终是一个危险的信号，提示可能有基础的一般躯体疾病或药物治疗的副作用。

一旦物质和一般躯体性的病因被排除，下一步任务要确定是否还存在有临床意义的心境症状。**躁狂**或**重性抑郁发作**的存在提出妄想可能是**双相Ⅰ型障碍伴精神病性特征，双相Ⅱ型障碍伴精神病性特征，重性抑郁障碍伴精神病性特征，或分裂情感性障碍**的一部分。此时的鉴别诊断要依据妄想和心境发作之间的时间关系。如果妄想仅局限于心境发作时出现，则诊断**为双相Ⅰ型障碍伴精神病性特征，双相Ⅱ型障**

碍伴精神病性特征或**重性抑郁障碍伴精神病性特征**。另一方面，如果妄想和其他精神病性症状还在心境发作之前或之后出现，诊断可能是**精神分裂症、精神分裂症样障碍、妄想障碍**或**分裂情感性障碍**，这依据于心境发作和妄想之间的重叠情况，以及心境发作对于妄想的相对持续时间。如果心境发作和妄想之间没有重叠期，或者，如果有重叠期，心境发作只占据精神病性疾病总病程的少数时间（如在慢性精神病性紊乱持续数年期间，有数月的心境发作），诊断为**精神分裂症、精神分裂症样障碍**或**妄想障碍**。作为对比，如果心境发作与妄想有重叠，并且心境发作占据精神病性紊乱总病程的多数时间（如 2 年的精神病性紊乱伴有心境症状 1 年半），诊断为**分裂情感性障碍**。注意在那些**精神分裂症、精神分裂症样障碍**或**妄想障碍**的案例中存在心境发作，或者（1）与精神病性症状不重叠，或者（2）相对于精神病性紊乱的总病程只存在少数时间，则还可能给予**双相Ⅰ型、双相Ⅱ型**或**重性抑郁障碍**的共病诊断。这是对 DSM-Ⅳ-TR 的改变，其中"**精神分裂症／精神分裂症样障碍／妄想障碍和双相障碍／重性抑郁障碍**"之间的等级体系已在 DSM-5 中被消除，允许个体被诊断为共病（1）**精神分裂症、精神分裂症样障碍**或**妄想障碍**和（2）**双相**或**重性抑郁障碍**。

　　一旦排除了明显的心境发作，鉴别诊断就要依据症状的模式和持续时间。**精神分裂症**和**妄想障碍**之间的区别通常基于在**精神分裂症**中有一个或更多额外的特征性症状（如妄想，言语瓦解，明显瓦解的或紧张症行为，阴性症状）。发作的持续时间可以区分**精神分裂症**（超过 6 个月的病程）、**精神分裂症样障碍**（1～6 个月的病程）和**短暂精神病性障碍**（短于 1 个月）。

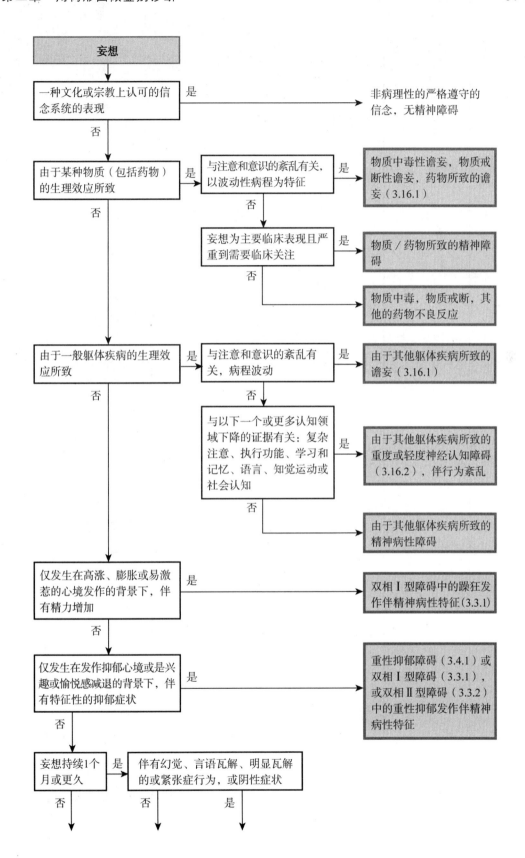

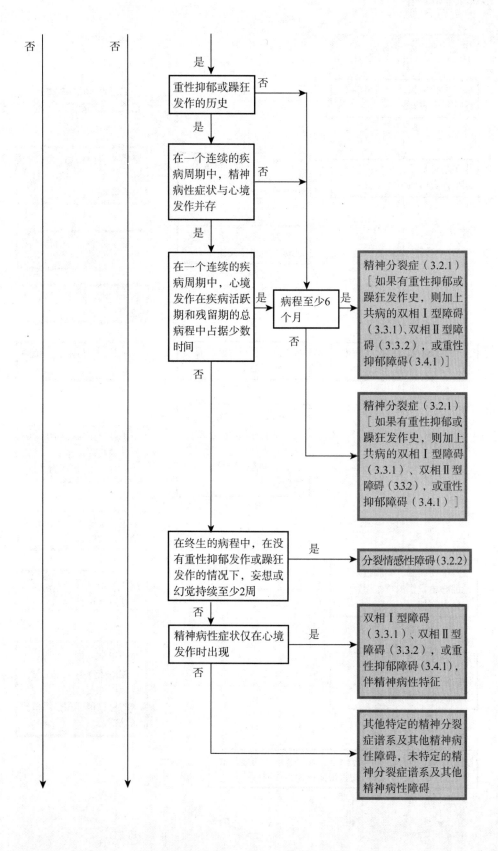

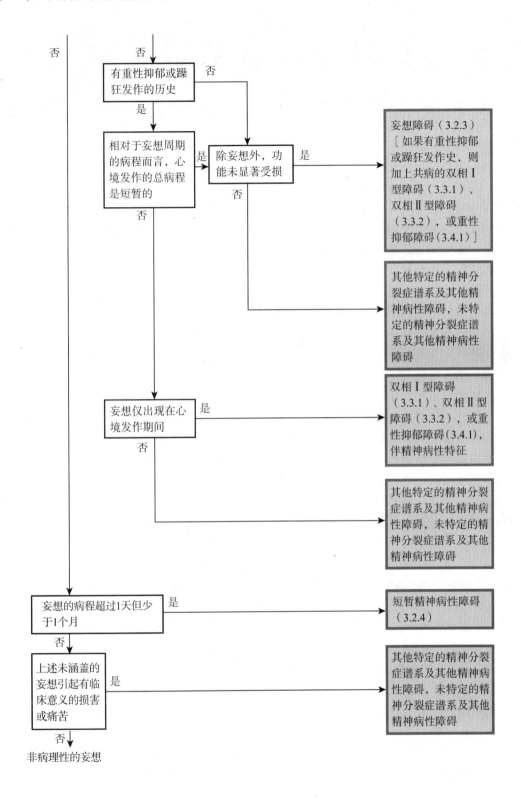

否

否

有重性抑郁或躁狂发作的历史

否

是

相对于妄想周期的病程而言，心境发作的总病程是短暂的

是

除妄想外，功能未显著受损

否

是

妄想障碍（3.2.3）
［如果有重性抑郁或躁狂发作史，则加上共病的双相Ⅰ型障碍（3.3.1）、双相Ⅱ型障碍（3.3.2），或重性抑郁障碍（3.4.1）］

其他特定的精神分裂症谱系及其他精神病性障碍，未特定的精神分裂症谱系及其他精神病性障碍

妄想仅出现在心境发作期间

是

否

双相Ⅰ型障碍（3.3.1）、双相Ⅱ型障碍（3.3.2），或重性抑郁障碍(3.4.1)，伴精神病性特征

其他特定的精神分裂症谱系及其他精神病性障碍，未特定的精神分裂症谱系及其他精神病性障碍

妄想的病程超过1天但少于1个月

是

短暂精神病性障碍（3.2.4）

否

上述未涵盖的妄想引起有临床意义的损害或痛苦

是

其他特定的精神分裂症谱系及其他精神病性障碍，未特定的精神分裂症谱系及其他精神病性障碍

否

非病理性的妄想

2.6 用于幻觉的决策树形图

幻觉是没有外部刺激时的感知觉。当设法确定幻觉的病因时，需要考虑涉及的感觉形式（即幻觉是听觉、视觉、味觉、嗅觉，还是触觉）。作为规则，视幻觉、味幻觉和嗅幻觉特别提示物质或一般躯体疾病的病因并要求仔细的医学检查。类似地，晚年首发的任何形式的幻觉均提示需要格外仔细的医学检查。幻觉可以发生在**谵妄**的背景下（物质或药物所致，或由于一般躯体疾病所致），在**由于其他躯体疾病所致的重度或轻度神经认知障碍**的背景下（在此情况中应使用标注"**伴行为紊乱**"），还可以在不伴随认知损害的情况下作为物质或一般躯体疾病的直接生理后果（分别诊断为**物质/药物所致的精神病性障碍**或**由于其他躯体疾病所致的精神病性障碍**），或作为某种中毒或戒断综合征的典型特征。

在排除一般躯体疾病或物质作为病因因素以后，必须考虑是否幻觉表明了有某种精神病性障碍。在四种情况下"幻觉"不应计入精神病性障碍的诊断：（1）那些在转换障碍的背景下出现的幻觉（所谓的假性幻觉），其往往同时影响多种感觉形式，并将有心理学意义的内容以有趣的故事的形式展现给临床工作者；（2）幻觉体验是宗教仪式的一部分或者是一种被文化认可的体验（如听到死去亲属提建议的声音）；（3）那些物质所致的幻觉，伴有完好的现实检验能力（如个体意识到知觉紊乱是由于近期致幻剂的使用所致）；（4）发生在睡眠周期的开始或结尾的入睡前或半醒时的幻觉。

下一步任务要确定是否存在有临床意义的心境症状，而且如果有，幻觉和心境症状的关系如何。**躁狂**或**重性抑郁发作**的存在提出可能幻觉是**双相Ⅰ型障碍伴精神病性特征**、**双相Ⅱ型障碍伴精神病性特征**、**重性抑郁障碍伴精神病性特征**或**分裂情感性障碍**的一部分。鉴别诊断要依据幻觉和心境发作之间的时间关系。如果幻觉仅局限于心境发作时出现，则诊断是**双相Ⅰ型障碍伴精神病性特征**、**双相Ⅱ型障碍伴精神病性特征**或**重性抑郁障碍伴精神病性特征**。此类幻觉可以与心境相一致（如患抑郁症的个体斥责指控性的声音）或与心境不一致（即幻觉与主要心境无关）。

另一方面，如果幻觉和其他精神病性症状还在心境发作之前或之后出现，诊断可能是**精神分裂症**、**精神分裂症样障碍**或**分裂情感性障碍**，这依据于心境障碍和幻觉之间的重叠情况，以及心境发作对于精神病性紊乱总病程的相对持续时间。如果心境发作和幻觉之间没有重叠期，或者如果有重叠期，心境发作只占据精神病性疾病总病程的少数时间（如在慢性精神病性紊乱持续数年期间，有数月的心境发作），诊断为**精神分裂症**或**精神分裂症样障碍**。作为对比，如果心境发作与妄想重叠，并且心境发作占据总病程的多数时间（如 2 年的精神病性紊乱伴有心境症状 1 年半），诊断为**分裂情感性障碍**。注意在那些**精神分裂症**或**精神分裂症样障碍**的案例中，其中或（1）存在与精神病性症状不重叠的心境发作，或（2）相对精神病性紊乱的总病程，所有心境发作只占据少数的时间，则还可能给予**双相障碍**或**重性抑郁障碍**的共病诊断。这是对 DSM-Ⅳ-TR 的改变，其中**精神分裂症**和**双相障碍/重性抑郁障碍**之间的等级体系已在 DSM-5 中被消除，允许**精神分裂症**和**双相**或**重性抑郁障碍**之间共病。

错觉不同于幻觉；错觉涉及对实际刺激的错误知觉。当错觉在没有幻觉的情况下出现时，它们不能计入精神病性障碍的诊断，反而提示**谵妄**、**物质中毒**或**物质戒断**、**分裂型人格障碍**或无精神障碍。

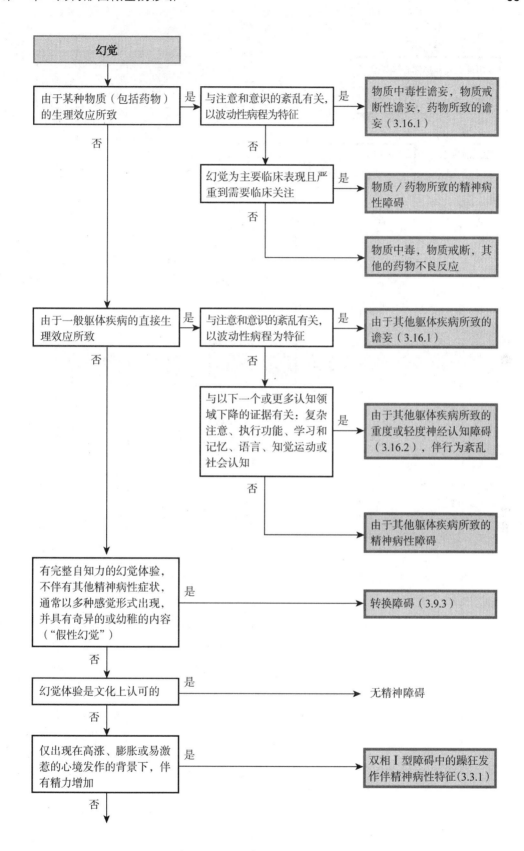

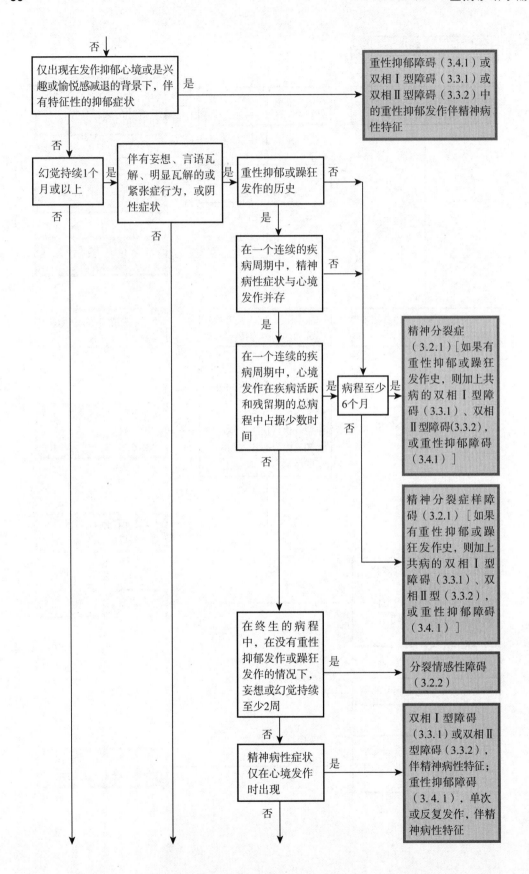

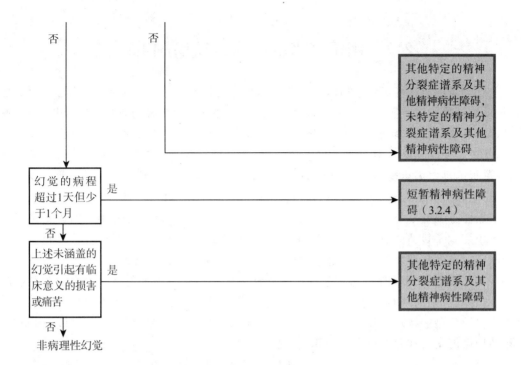

2.7 用于紧张症症状的决策树形图

此处涵盖的紧张症症状包括木僵（即无精神运动性活动，与环境无主动联系）、僵住（即被动地还原为对抗重力的姿势）、蜡样屈曲（即对检查者摆放的姿势几乎无抵抗）、缄默（即没有或几乎没有言语反应）、违拗（即对指令或外部刺激抗拒或没有反应）、作态（即自发地、主动地维持对抗重力的姿势）、装相（即奇怪地、矫揉造作地模仿正常的行为）、刻板运动（即重复的、异常频繁的、非目标导向的运动）、激越（不受外界刺激的影响）、扮鬼脸、模仿言语（即模仿他人的言语）和模仿动作（即模仿他人的动作）。

初始任务要确定是否存在紧张症的"综合征"。这一步可能较为困难，因为紧张症的一些单个症状条目类似于 DSM-5 障碍的其他类型的典型症状（如，紧张症性兴奋可能类似于**躁狂**或**重性抑郁发作**中的精神运动性激越，紧张症性木僵可能类似于**重性抑郁发作**或**谵妄**中的极度精神运动性迟滞，紧张症性缄默可能类似于**精神分裂症**中的失语和意志减退）。对这些区别的判断部分基于症状发生的背景（即是存在多种紧张症的症状还是存在其他障碍的典型症状）及其表现（即有紧张症症状的个体似乎觉察不到外部环境的刺激，虽然他们可能事后准确地报告出周围发生过的事情）。

如果存在紧张症的症状但并不构成紧张症的综合征，那么首先应该考虑物质或药物为导致这些症状的病因。如果症状是由于物质使用的直接生理效应所致，例如来自**苯环己哌啶中毒**，则**物质中毒**或**物质戒断**的诊断将适用。如果紧张症样症状被断定是由于神经阻滞剂药物的使用所致，那么神经阻滞剂所致的运动障碍（即**神经阻滞剂恶性综合征**、**神经阻滞剂所致的肌张力障碍**或**神经阻滞剂所致的帕金森氏综合征**）将适用。

一旦紧张症综合征被确立，下一步就要明确病因。紧张症综合征可以由神经阻滞剂或其他躯体疾病的直接生理效应所致（在此情况下，诊断为**由于其他躯体疾病所致的紧张症障碍**），可以是**躁狂发作**或**重性抑郁发作**的表现（在此情况下，将诊断为**与双相Ⅰ型障碍、双相Ⅱ型障碍**或**重性抑郁障碍有关的紧张症**），或可以为发生在其他精神病性症状的背景下，如妄想、幻觉或言语瓦解［在此情况下，将诊断为与（适当的精神病性障碍）有关的**紧张症**]。

如果存在有临床意义的紧张症症状，目前未被任何一个决策点所涵盖，并且代表了个体在心理上或生物学上的功能失调（因而符合精神障碍的定义要求），则剩余类别**未特定的紧张症**将适用。否则，运动症状就被认为是精神运动性活动或行为变化的正常部分，并不表明某种精神障碍。

紧张症症状（即明显的精神运动紊乱，可能涉及运动活动的减少、在访谈或躯体检查中参与度降低，或过度和特殊的运动活动）

↓

存在紧张症综合征（即临床主要表现为下列紧张症状中的三项或更多：木僵、僵住、蜡样屈曲、缄默、违拗、作态、装相、刻板运动、激越、扮鬼脸、模仿言语、模仿动作）

否 →

发生在有学习和使用学术技能困难的背景下 —是→ 物质中毒，物质戒断

否 ↓

判定由于神经阻滞剂药物使用所致 —否→ 未特定的紧张症。如果仅限于运动活动减少，参见用于鉴别诊断的精神运动性迟滞树形图（2.12）

是 ↓

伴有肌肉僵硬和体温升高 —是→ 神经阻滞剂恶性综合征

否 ↓

异常的姿势或肌肉痉挛 —是→ 药物所致的急性肌张力障碍

否 ↓

肌肉僵硬，通常伴有震颤和／或运动不能 —是→ 神经阻滞剂所致的帕金森氏综合征

否 ↓

其他药物所致的运动障碍

（紧张症综合征"是"分支↓）

判定由于某种神经系统或其他躯体疾病所致 —是→ 与注意和意识的紊乱有关，以波动性病程为特征 —是→ 由于其他躯体疾病所致的谵妄（3.16.1）

否 ↓　　　　　　　　　　　　否 ↓

　　　　　　　　　　　　由于其他躯体疾病所致的紧张症障碍（3.2.5）

出现在高涨、膨胀或易激惹的心境发作的背景下，伴有精力增加 —是→ 与双相I型障碍（3.3.1）中躁狂发作有关的紧张症

否 ↓

出现在发作抑郁心境或是兴趣或愉悦感减退的背景下，伴有特征性的抑郁症状 —是→ 与重性抑郁障碍（3.4.1）、双相I型障碍（3.3.1）或双相II型障碍（3.3.2）中的重性抑郁发作有关的紧张症

否 ↓

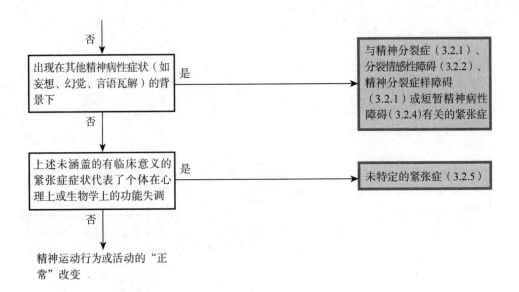

否

出现在其他精神病性症状（如妄想、幻觉、言语瓦解）的背景下 ——是→ 与精神分裂症（3.2.1）、分裂情感性障碍（3.2.2）、精神分裂症样障碍（3.2.1）或短暂精神病性障碍（3.2.4）有关的紧张症

否

上述未涵盖的有临床意义的紧张症症状代表了个体在心理上或生物学上的功能失调 ——是→ 未特定的紧张症（3.2.5）

否

精神运动行为或活动的"正常"改变

2.8　用于高涨或膨胀的心境的决策树形图

　　大多数人在他们一生中都至少经历过几段心境高涨或膨胀的时期，通常是对某个特别精彩的事件或体验的反应，如恋爱、生子、毕业、得到梦寐以求的工作、在体育赛事中获胜，或在碰运气的游戏中赢得奖金。这些心境状态只有异常高涨或膨胀，并且与背景因素毫不相干时才变得令人担忧，在这种情况下个体无特定原因地感到持续地欣快。

　　鉴别诊断中的第一步要确定心境紊乱不是由物质/药物使用或某种一般躯体疾病引起的。临床工作者首先的本能反应，特别对于这些症状的任何晚发的情况，应该进行彻底的医学检查并评估是否个体正在使用任何可能以引起心境改变为副作用的药物（或滥用的毒品）。在更年轻的个体中，心境改变始终很可能由**物质中毒**或**物质戒断**的作用引起。

　　下一步是确定高涨的心境是否是**躁狂**或**轻躁狂发作**的一部分。此类发作在 DSM-5 中并未单独编码，而是构成了双相障碍的组成部分。应该注意到**躁狂**和**轻躁狂发作**的定义在本质上是相同的。它们之间的界限基于临床判断心境紊乱所致的严重程度和损害。根据定义，一次**轻躁狂发作**并不引起明显的损害或痛苦，甚至可能同时出现社交和工作表现的提高。双相障碍由**躁狂**、**轻躁狂**和**重性抑郁发作**的联合构成。**双相Ⅰ型障碍**包括一次或多次的**躁狂发作**和（可有可无）一次或多次的**重性抑郁发作**。术语双相甚至可以用于只有过单相**躁狂发作**（没有抑郁发作）的个体，因为这些个体中的绝大多数将最终发生**重性抑郁发作**，并且他们的病程、遗传负荷和治疗问题都与那些有过**躁狂和重性抑郁发作**的个体相当。**双相Ⅱ型障碍**包括一次或多次的**重性抑郁发作**，伴有间发的**轻躁狂发作**。

　　如果个体有妄想或幻觉的终生病史，必须还要鉴别**双相Ⅰ型或双相Ⅱ型障碍伴精神病性特征**与其他精神病性障碍，如**精神分裂症**、**妄想障碍**或**分裂情感性障碍**。如果精神病性症状局限于**躁狂或重性抑郁发作**，那么诊断为**双相Ⅰ型或双相Ⅱ型障碍伴精神病性特征**。但如果存在心境发作之外的有临床意义的妄想或幻觉，那么必须诊断为一种非心境相关的精神病性障碍以解释精神病性症状。在这些案例中，应该参考妄想树形图（2.5）或幻觉树形图（2.6）进行鉴别诊断。

　　环性心境障碍是一种相对少见的双相谱系障碍，以轻躁狂和抑郁周期之间的交替为特征，比**躁狂**、**轻躁狂**或**重性抑郁发作**要轻。最后，因为对于大多数人来说，高涨和膨胀的心境周期在赌博期间（即至少在获胜时）经常间歇性地出现，很重要的是如果此类症状仅限于赌博环节，则不把它们当作诊断躁狂的证据。然而，考虑到一些个体可能在**躁狂发作**期间从事（经常不计后果的）赌博，因此赌博和欣快心境的联合出现不一定能够排除**双相障碍**的诊断。

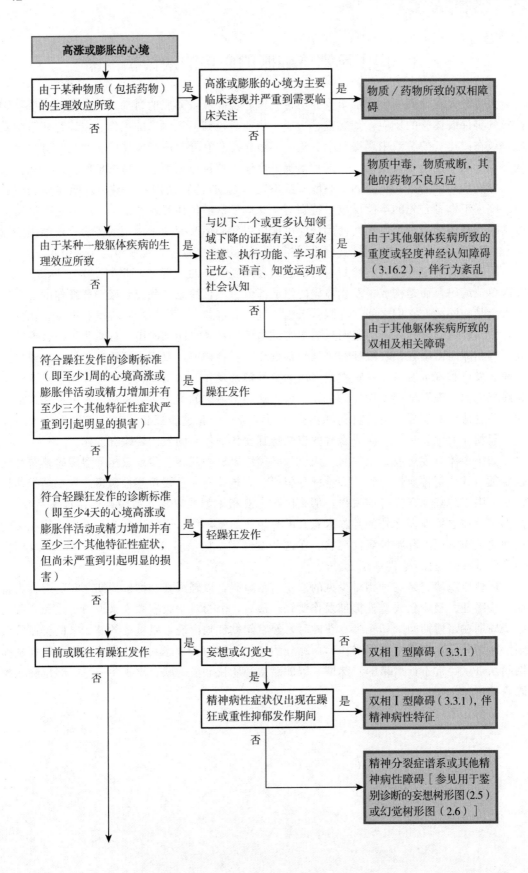

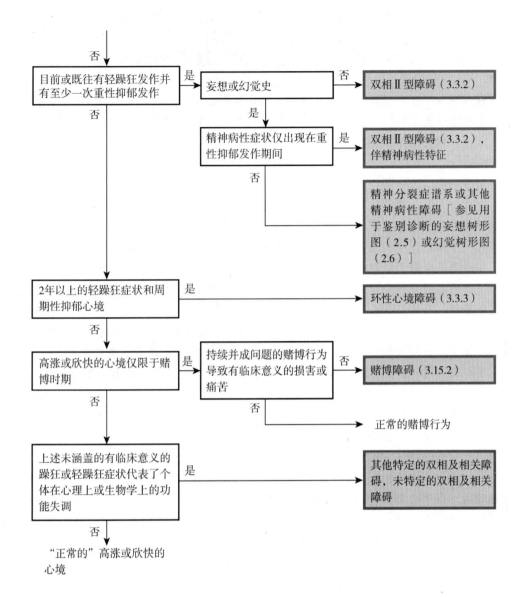

否

| 目前或既往有轻躁狂发作并有至少一次重性抑郁发作 | 是→ | 妄想或幻觉史 | 否→ | 双相Ⅱ型障碍（3.3.2） |

是

精神病性症状仅出现在重性抑郁发作期间　是→　双相Ⅱ型障碍（3.3.2），伴精神病性特征

否

精神分裂症谱系或其他精神病性障碍［参见用于鉴别诊断的妄想树形图（2.5）或幻觉树形图（2.6）］

否

2年以上的轻躁狂症状和周期性抑郁心境　是→　环性心境障碍（3.3.3）

否

高涨或欣快的心境仅限于赌博时期　是→　持续并成问题的赌博行为导致有临床意义的损害或痛苦　否→　赌博障碍（3.15.2）

否

正常的赌博行为

否

上述未涵盖的有临床意义的躁狂或轻躁狂症状代表了个体在心理上或生物学上的功能失调　是→　其他特定的双相及相关障碍，未特定的双相及相关障碍

否

"正常的"高涨或欣快的心境

2.9　用于易激惹心境的决策树形图

所有人都可能在一系列正常的环境中（如，睡眠不足、交通堵塞、处于最后期限的压力下）或多或少地有些易激惹。用于易激惹心境的决策树形图并非想要适用于易激惹心境的日常体验，而要适用于那些非常持久或非常严重以致于引起有临床意义痛苦或损害的易激惹时期。

鉴别诊断中的第一步要确定易激惹并非由物质/药物使用或某种一般躯体疾病引起。临床工作者首先的本能反应，特别对于这些症状的任何晚发的情况，应该进行彻底的医学检查并评估是否个体正在使用任何可能以引起易激惹为副作用的药物（或滥用的毒品）。在更年轻的个体中，易激惹始终很可能由**物质中毒**或**物质戒断**的作用引起。

下一步是确定是否易激惹心境为**躁狂**或**轻躁狂发作**的一部分。异常和持续易激惹心境的显著发作伴有活动或精力的增加以及至少四个其他的特征性症状，定义为一次**躁狂发作**或**轻躁狂发作**。要注意，在没有高涨或膨胀的心境时，需要四个相关的躁狂或轻躁狂症状（而不是通常的三个）才能诊断**躁狂或轻躁狂发作**，这样更容易与**重性抑郁发作**伴有关的易激惹相鉴别。这些发作在 DSM-5 中没有单独编码，而是构成了双相障碍的组成部分。**双相 I 型障碍**包括一次或多次的**躁狂发作**和（有或无）一次或多次的**重性抑郁发作**。**双相 II 型障碍**包括一次或多次的**重性抑郁发作**，伴有间发的**轻躁狂发作**。在**环性心境障碍**中，以轻躁狂和抑郁之间的持续交替模式为特征，易激惹心境可能出现在轻躁狂的周期中。

易激惹还是抑郁心境的常见有关特征。实际上，根据 DSM-III 的原始定义，用"烦躁心境"来界定重性抑郁发作，以感到抑郁、悲伤、忧郁、无望、低落、沮丧或易激惹等症状为特征。因此，决策树形图的下一步要考虑是否易激惹心境发生在**重性抑郁发作**、**持续性抑郁障碍（恶劣心境）**，或**经前期烦躁障碍**的背景下。

下一步鉴别中的两个障碍具有显著的易激惹性，均起病于童年：**破坏性心境失调障碍**，它的特点是与情境明显不相称的频繁暴怒，并在两次爆发间期，存在持续的愤怒或易激惹心境，以及**对立违抗障碍**，它也以一种持续的愤怒和易激惹的心境模式为特征，伴有好争辩、违抗和报复心重的表现。如果易激惹在个体心境状态的全部独特表现中是最根本的部分，那么**人格障碍**的诊断可能最为合适。而且，DSM-5 人格障碍中的两个障碍，**边缘型人格障碍**和**反社会型人格障碍**，在它们的典型特征中都包括慢性易激惹的表现。

最后，如果有临床意义的易激惹表现作为对心理社会应激源适应不良的反应出现，则符合**适应障碍**的诊断。除此之外，仍不符合任何其他精神障碍的诊断标准的有临床意义的易激惹如果被判定为代表个体在心理上或生物学上的功能失调，则诊断为**其他特定的双相和相关障碍**或**未特定的双相和相关障碍**。

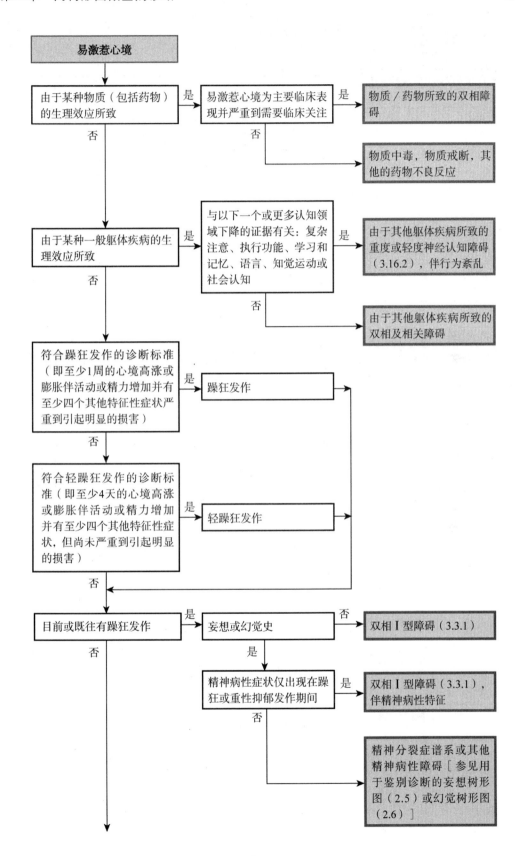

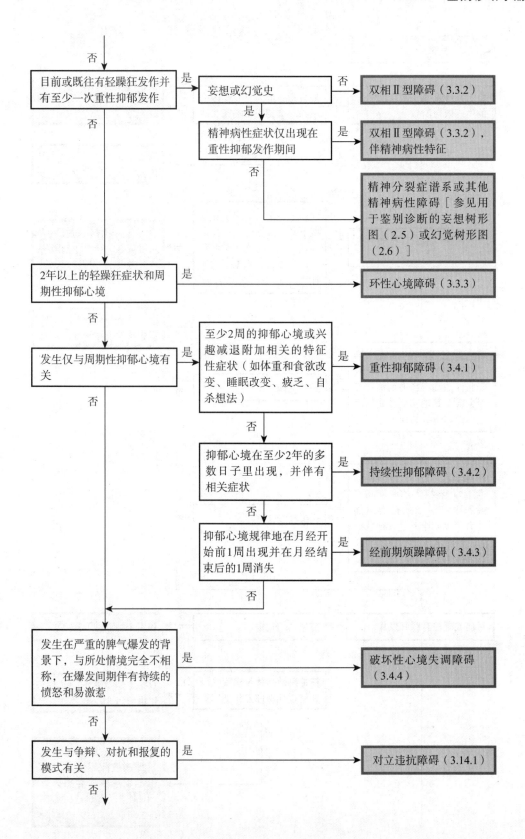

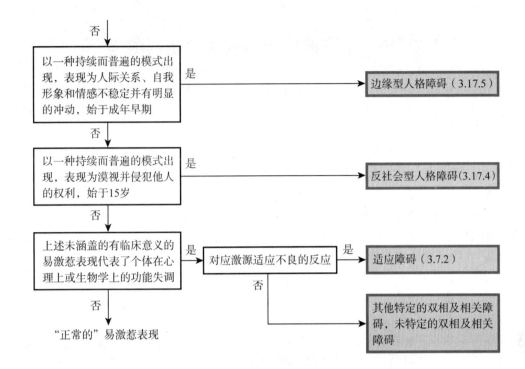

2.10　用于抑郁心境的决策树形图

抑郁或烦躁心境是精神卫生场所中最常见的主诉症状之一，也是许多精神疾病的组成部分。对抑郁心境的鉴别诊断既要考虑抑郁发生的背景，又要考虑症状的数量和病程的情况。

物质的作用（包括滥用的毒品和药物副作用）必须首先排除。抑郁可以在某些物质（如大麻）中毒期间出现，由服用药物引起，或是某种物质（如可卡因）戒断综合征的一部分。因为抑郁心境是中毒和戒断的常见伴随症状，它通常不需要单独诊断。但是，如果抑郁症状在临床表现中占主导地位，并且严重到足以引起临床关注，那么**物质/药物所致的抑郁障碍**的诊断可能更为合适。通过病史证明抑郁心境只与物质/药物使用相关，才能鉴别**物质/药物所致的抑郁障碍**和非物质所致的抑郁障碍。如果没有此类病史，通常需要一段禁戒期以确定是否一旦物质的效应减弱，抑郁心境就随之消失。DSM-5 建议在停止物质使用后等待"大约 1 个月"来看是否心境症状会自动消失，虽然实际期限会依据药物和临床的情境发生变化。其他应该考虑的因素包括**重性抑郁发作**的既往史、家族史以及此类物质在所用剂量下能够引起抑郁症状的可能性。如果心境症状在一段合理的等待期之后仍然持续，那么就不可能是**物质/药物所致的抑郁障碍**，而应该诊断为非物质所致的抑郁障碍。

在精神医学中最难的鉴别诊断决定之一就是区分原发性抑郁障碍和那些是一般躯体疾病的直接生理后果的情况。已知相当多的一般躯体疾病可以通过它们对大脑的直接作用引起抑郁。如果还存在重度的认知损害，那么必须考虑**由于其他躯体疾病所致的重度神经认知障碍，伴行为紊乱**。然而，重要的是不要假定认知损害的严重程度就一定表明**由于其他躯体疾病所致的神经认知障碍**的诊断。认知损害可以作为**重性抑郁发作**的一部分出现，它能够严重到类似于**重度神经认知障碍**。通常，只有经过一段时间、连续的评估和序贯的抗抑郁药治疗试验才能确认是否某种特定的表现可以用**重度神经认知障碍**或**重性抑郁发作**伴严重认知症状来更好地解释。

鉴别诊断的下一步要确定是否抑郁心境是心境发作（如**重性抑郁发作**或**躁狂发作伴混合特征**）的一部分。这些发作在 DSM-5 中没有被单独编码，而是构成心境障碍（如**重性抑郁障碍，双相Ⅰ型障碍，双相Ⅱ型障碍**）的组成部分。一次**重性抑郁发作**需要至少 2 周在几乎每天的大部分时间里有抑郁心境。此外，在相同的时间周期内抑郁心境必须伴有至少四个额外的症状（如，食欲或体重、睡眠、运动活动水平的改变以及自杀观念）。如果同时符合**躁狂发作**的诊断标准，那么抑郁和躁狂症状的联合在 DSM-5 中被考虑为**躁狂发作**，并且使用标注"伴混合特征"表明伴随的抑郁症状。

决策树形图中的以下三步用来识别那些个体，他们目前表现为抑郁但总体病程是 DSM-5 中**双相及相关障碍**诊断类别里的其中某个障碍所特有的。抑郁症状伴有**躁狂发作**的病史表明**双相Ⅰ型障碍**，**轻躁狂发作**伴有**重性抑郁发作**表明**双相Ⅱ型障碍**，以及持续抑郁症状交替伴有轻躁狂症状周期则给予**环性心境障碍**的诊断。

一旦终生性躁狂或轻躁狂症状的存在被排除，树形图中剩下的决策点要确定哪种抑郁障碍能最好地解释症状表现。特定的诊断依赖于**重性抑郁发作**的存在，在此种情况下，诊断为**重性抑郁障碍**或**精神分裂症谱系**或**其他精神病性障碍**（如，在没有显著抑郁时，精神病性症状持续存在）。目前的**重性抑郁发作**持续至少 2 年，需要额外诊断**持续性抑郁障碍（恶劣心境）**。对于始终处在**重性抑郁发作**的症状阈值之下的持续至少 2 年的慢性抑郁，需要单独诊断**持续性抑郁障碍**。抑郁心境的周期在月经开始前的一周规律出现并在月经结束后的一周消失，则诊断为**经前期烦躁障碍**。

　　最后，如果抑郁不足以用目前树形图里的任何决策点来解释，它仍可能符合某个 DSM-5 诊断。如果抑郁是对心理社会应激源适应不良的症状表现，**适应障碍伴抑郁心境**的诊断可能适用。如果并非如此，而且抑郁有临床意义并代表个体在心理上或生物学上的功能失调（因而可算作精神障碍），剩余的类别将适用，这个选择要依据临床工作者是否希望在病历中记录症状表现（在此情况下，使用**其他特定的抑郁障碍**，接着注明特定的原因），或者不希望这样做（在此情况下，使用**未特定的抑郁障碍**）。否则，抑郁被认为是"正常"日常忧郁的一部分，而不表示某种精神障碍。

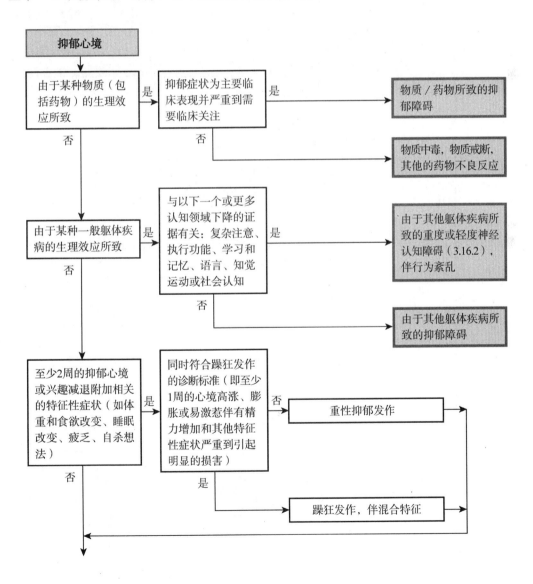

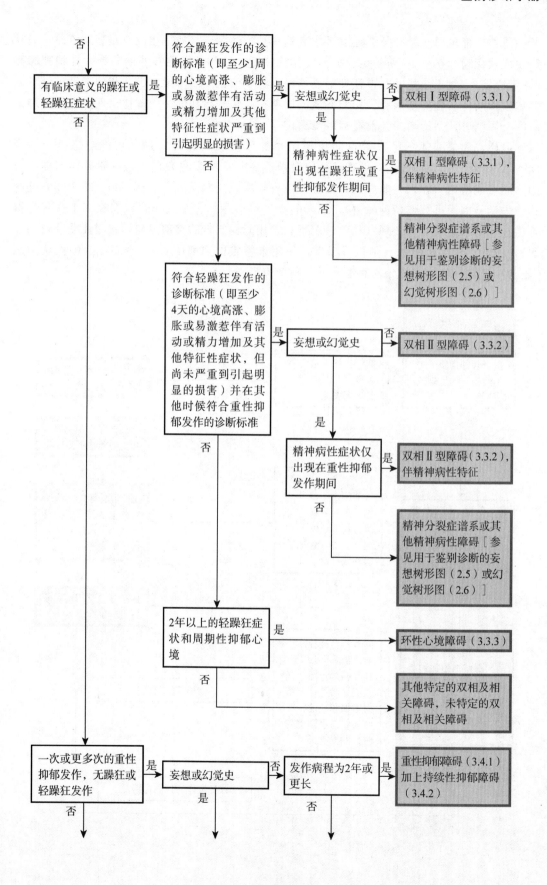

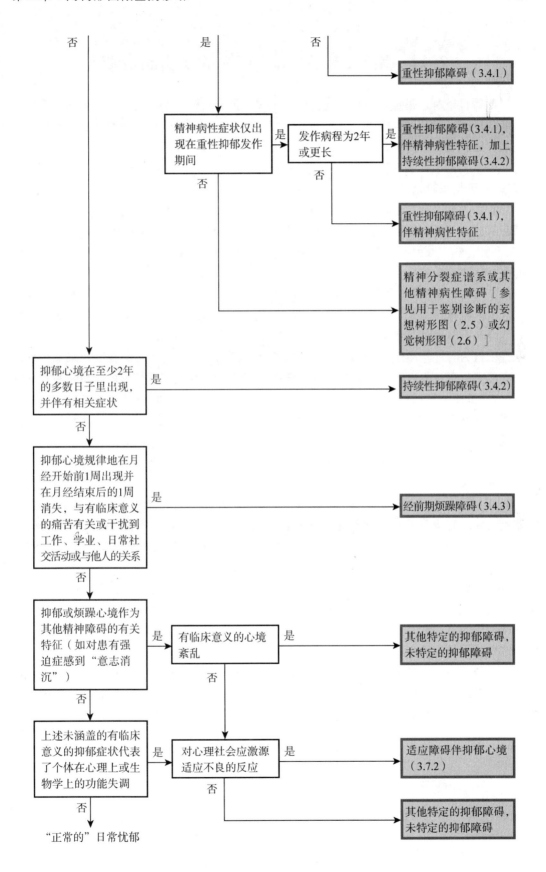

2.11　用于自杀观念或行为的决策树形图

在评估自杀时，很重要的是确定目前自杀想法的紧迫性，明确的计划已被构想和实施的程度，自杀手段的可获得性，方法的致命性，冲动的紧迫性，精神病性症状的存在，先前自杀想法和企图的历史，自杀行为的家族史以及目前和既往的物质使用情况。自杀的程度在一个连续谱上，从反复希望死去，到感觉如果自己死了其他人会好起来（"被动的自杀想法"）到构思自杀计划，再到公开的自杀行为。

可能因为自杀行为是**重性抑郁发作**的鲜明特征，大多数人把自杀与心境障碍最紧密地联系起来。出于这个原因，树形图的第三个分支提供了一个用于那些与抑郁心境有关的DSM-5疾病的"微型鉴别诊断"，并且第四个分支包括同时有混合的抑郁和躁狂症状（所谓的混合状态）的疾病。如本决策树形图所示，虽然自杀观念是心境障碍的一个典型特征，但在对各种DSM-5障碍的处理中都必须予以考虑。此外，当个体患有一种以上的障碍时自杀风险显著增加，因为每种障碍都可能独立地引起这种风险（如一种特别常见和危险的组合包括**重性抑郁障碍、酒精使用障碍**和**边缘型人格障碍**）。

自杀行为可能产生于除抑郁心境之外的症状。例如，自杀行为可能在妄想或命令性幻觉的支配下出现（如在**精神分裂症、双相障碍伴精神病性症状**或**重性抑郁障碍伴精神病性特征**中），可能与意识错乱或其他认知损害相关（如在**谵妄、重度神经认知障碍、物质中毒**或**物质戒断**中），或者可能由脱抑制引起（如在**躁狂发作**或**物质中毒**中）。**边缘型人格障碍**和**反社会型人格障碍**有5%～10%成功自杀的风险，可能由于患此类障碍的个体具有冲动、心境不稳定、挫折耐受性低以及物质使用率高的特点。相似地，**品行障碍**是青少年中自杀的重要预测因素，尤其在伴有物质使用和心境症状时。

对自杀观念或行为的评估必须考虑到这个事实，即此类症状有时是伪装的，作为获得住院机会或"解决"其他生活问题的途径。患者迅速意识到说"我想自杀"这句话的力量，以此作为左右临床工作者、家庭成员和他们生活中的其他重要个体的方式。在**诈病**中，患者的动机是某个明显的外在奖赏（如，得以从监狱转移到医院，找到一个过夜的地方）。作为对比，在**做作性障碍**中，据推测动机是一种成为患者角色的心理需要，尤其对于试图把医院几乎变成他们固定住所的个体。**适应障碍**适用于那些个体，他们出现自杀观念或行为作为对心理社会应激源的反应，并且没有其他符合某种特定DSM-5障碍的症状。这个诊断最常被用于描述青少年的自杀行为。

另一种可能性是在某种极端环境下（如不治之症），自杀的欲望可能未必代表某种精神障碍。但是，在临床工作者得出此结论前，有必要进行彻底的评估，以排除自杀观念的所有其他的更可治疗的病因（如抑郁、疼痛、失眠、精神病、**谵妄**）。

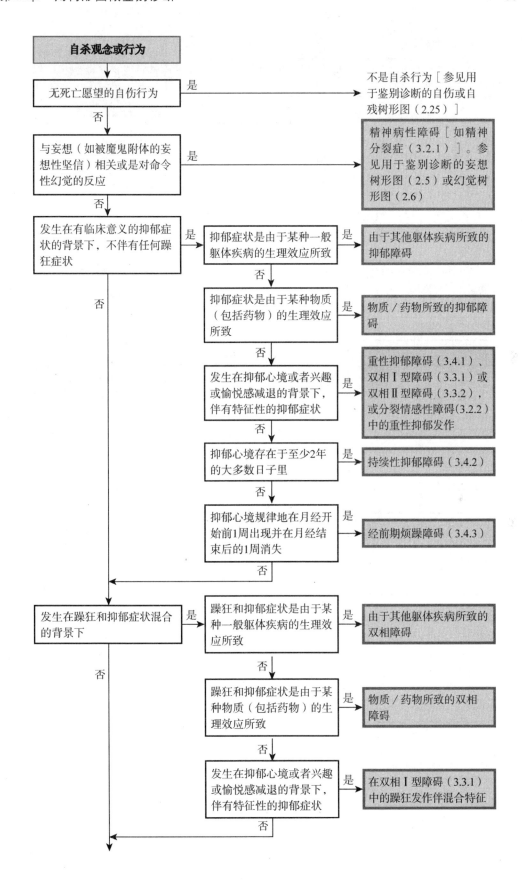

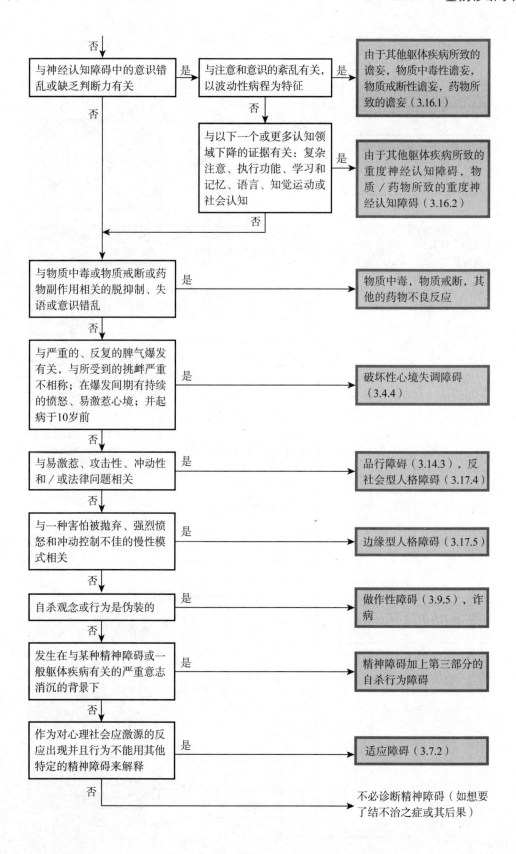

2.12　用于精神运动性迟滞的决策树形图

精神运动性迟滞被定义为运动和言语的明显全面迟缓。在其极端形式中，精神运动性迟滞可能以无反应性和缄默为特征，与紧张症性木僵难以区分。精神运动性迟滞的症状应该与其他类似的症状区别开。疲劳是一种精力下降或始终很累的主观感觉，但不以明显的运动缓慢为特征。铅样麻痹是主观感觉自己的手臂和腿"沉重得像灌了铅一样"，并且在**重性抑郁发作伴非典型特征**中是症状的"非典型"模式的一部分。意志减退（精神分裂症的阴性症状之一）的特征是缺乏付诸行动的动力，而不是躯体上慢下来。

一般躯体疾病可能引起精神运动性迟滞，但通常不需要一个单独的精神障碍诊断。重要的是要记住与**谵妄**相关的精神运动性改变可以朝两个方向发展。极少有临床工作者会漏诊戏剧性的与精神运动性激越相关的**谵妄**表现（如，患者拔出静脉内的针管）。"安静的"与精神运动性迟滞相关的**谵妄**案例更可能不被识别。此类情形通过将活动的精神运动水平标注为"活动减退"来加以记录。另外一种经常"被漏掉"的运动缓慢的病因是**神经阻滞剂所致的帕金森氏综合征**。事实上很多用神经阻滞剂治疗的障碍本身就能表现出精神运动性迟滞（如**精神分裂症、双相障碍**或**重性抑郁障碍伴精神病性特征、谵妄**），因此鉴别起来非常复杂。药物治疗上的改变（如减少神经阻滞剂的剂量或服用抗胆碱能药物），经常能够有助于做出区分。

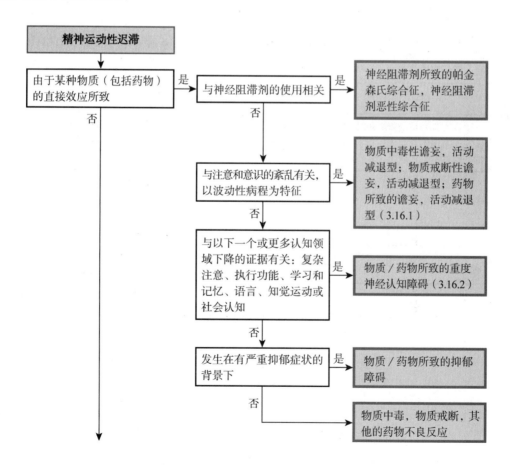

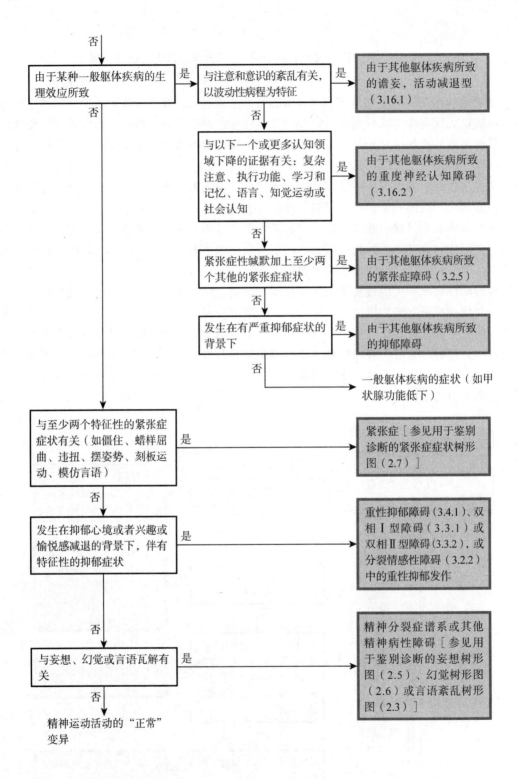

2.13　用于焦虑的决策树形图

一如既往，鉴别诊断的第一步都是排除物质/药物使用或某种一般躯体疾病作为患者焦虑的直接生理病因。因为焦虑可以是**谵妄**和**重度或轻度神经认知障碍**的有关特征，所以这些更加特定的疾病也在本部分的决策树形图中给予考虑。

如果焦虑是突发的独立事件并伴有许多躯体症状（如，心悸、气短、头晕）和认知症状（如，害怕发疯或心脏病发作），则被考虑为**惊恐发作**（或，如果特征性症状的数目少于最低阈值四个，则为"有限症状的发作"）。由于惊恐发作的独特治疗意义，所以为其提供了一个单独的决策树形图（2.14）。

焦虑树形图中的其余决策点通过确定个体害怕什么、回避何种情境以及焦虑是否为对应激源的反应来鉴别各种**焦虑障碍**。**惊恐障碍**中的焦虑与害怕再次出现惊恐发作及其可能的后果有关。**场所恐怖症**是类似的，其中个体害怕在某些地方或情境中出现**惊恐发作**或惊恐样症状时难以逃脱或令人尴尬，但焦点是害怕和回避这些地方及情境而不是**惊恐发作**本身。**场所恐怖症**中反映了更广泛的回避特点（与**特定恐怖症**等疾病中较局限的情境回避特点相比），**场所恐怖症**的诊断需要个体必须对来自至少两个"场所恐怖类别"（公共交通、开放的空间、封闭的空间、站着排队或在人群中以及独自外出）的情境感到害怕。**分离焦虑障碍、社交焦虑障碍（社交恐怖症）、特定恐怖症**和**疾病焦虑障碍**均有一个特定的害怕及回避的焦点〔即关于与主要依恋对象的分离，暴露于可能被他人密切关注的情境中，暴露于令人害怕的物体（如蜘蛛）或情境（如乘坐飞机），以及患有或获得某种**严重疾病**〕。来自**强迫及相关障碍**分组的障碍可能也与焦虑有关（如，在**躯体变形障碍**中焦虑与沉湎于臆想的身体缺陷相关联，在**强迫症**中焦虑与受到污染相关联，在**囤积障碍**中焦虑与被迫丢弃个人用品相关联）。虽然未被包括在**强迫及相关障碍**的诊断类别中，**广泛性焦虑障碍**在现象学上也是类似的，因为它的特点是存在与慢性焦虑相伴随的对意外事件的过度冥思苦想和担心。

焦虑作为对暴露于创伤性应激源的反应，如果还存在其他的典型特征（即与创伤性应激源相关的侵入和回避症状，认知和心境的负性改变，以及警觉和活动的改变），可能表明有**创伤后应激障碍**或**急性应激障碍**；它们的鉴别要基于病程的长短（即**急性应激障碍**为1个月或更短，**创伤后应激障碍**为1个月以上）。

焦虑常常与**重性抑郁发作**、**躁狂发作**和**轻躁狂发作**共同出现，它们的共存是一种普遍情况而非例外。为了表示存在共病的焦虑，DSM-5引入了标注**伴焦虑性痛苦**，这样临床工作者就可以标示共病焦虑的严重程度（范围从轻度到重度）。最后，即使目前树形图中的任何决策点都不能对焦虑进行充分解释，但仍然可能符合某种DSM-5的诊断。如果焦虑是对心理社会应激源适应不良的症状表现，则诊断为**适应障碍伴焦虑**。如果不是，且焦虑具有临床意义并代表个体在心理上或生物学上的功能失调（因而可算作精神障碍），剩余类别将适用，这个选择要依据临床工作者是否希望在病历中记录症状表现（在此情况下，使用**其他特定的焦虑障碍**，接着注明特定的原因），或者不希望这样做（在此情况下，使用**未特定的焦虑障碍**）。否则，焦虑则被认为是所有正常情感表达的一部分，而不表示某种精神障碍。

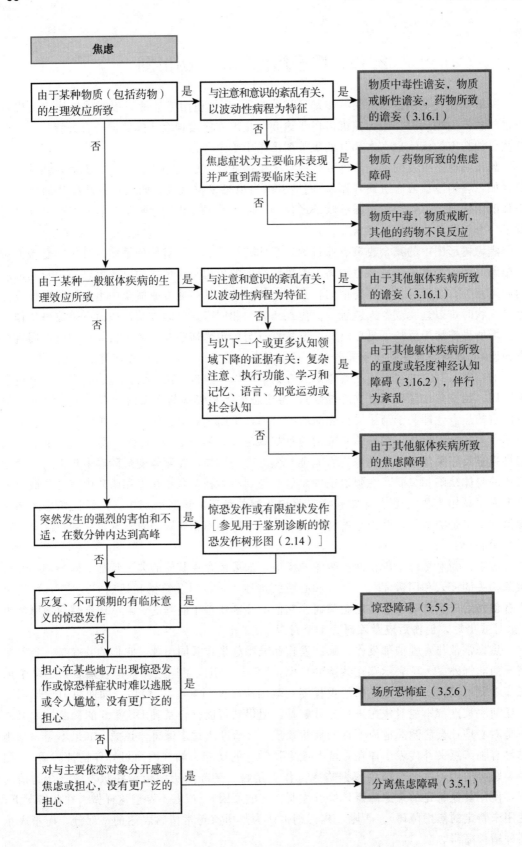

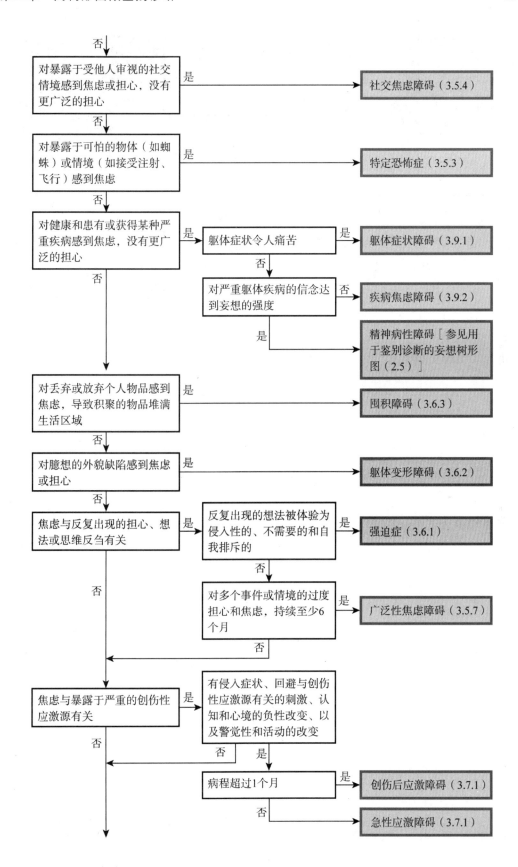

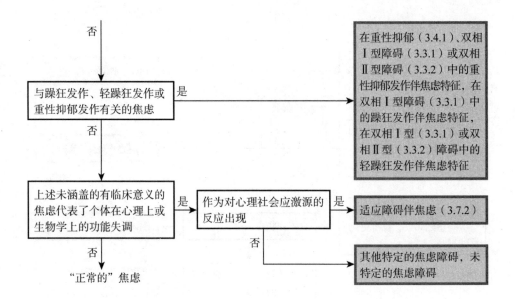

2.14　用于惊恐发作的决策树形图

惊恐发作是强烈害怕或不适的独立发作，伴随的症状包括心悸、气短、出汗、发抖、现实解体和对失控或濒死的害怕等。虽然**惊恐障碍**的诊断需要有惊恐发作，但惊恐发作的发生还与树形图中的许多其他 DSM-5 障碍有关。例如，如果一位对蛇恐惧的患者徒步旅行时踩到一条蛇，那个经历很容易导致**惊恐发作**，这次惊恐发作表明患者存在**特定恐怖症**而非**惊恐障碍**。

鉴别**惊恐发作**的第一步是排除存在作为病因的物质/药物使用。当服用足够高的剂量或在物质戒断期间，许多物质和药物可以导致**惊恐发作**。因为咖啡因对此是一种常见而又隐蔽的起因，故仔细采集含有咖啡因的物质的摄入史非常重要。如果与物质相关的**惊恐发作**值得临床关注，应该诊断**物质/药物所致的焦虑障碍**；否则，诊断**物质中毒**或**物质戒断**足矣。有时，个体在服用某种物质期间出现首次**惊恐发作**，然后在未使用任何物质时继续再次发作。这些后续的发作不应该被考虑为物质所致的**惊恐发作**，而可能有必要诊断为**惊恐障碍**。

接下来，应该考虑病因可能是一般躯体疾病，如甲状腺功能亢进或嗜铬细胞瘤。如果有证据表明此类一般躯体疾病是**惊恐发作**的直接病因（如，**惊恐发作**与一般躯体疾病同时起病，并且在成功治疗了一般躯体疾病以后**惊恐发作**获得缓解），则建议诊断为**由于其他躯体疾病所致的焦虑障碍**。虽然二尖瓣脱垂似乎在有**惊恐发作**的个体中更常见，但直接的病因联系尚未确立；因此，有二尖瓣脱垂和**惊恐发作**的个体被认为存在原发性**惊恐障碍**。

一旦明确了**惊恐发作**不是物质或一般躯体疾病的直接生理后果，下一步要确定**惊恐发作**和可能的情境诱因之间的关系。根据定义，在**惊恐障碍**中必须至少有两次惊恐发作是不可预期的，也就是说，发作与情境线索无关（即惊恐发作"突如其来"）。作为对比，**社交焦虑障碍（社交恐怖症）、特定恐怖症、分离焦虑障碍、创伤后应激障碍或急性应激障碍、疾病焦虑障碍、强迫症**以及**广泛性焦虑障碍**的患者出现的惊恐发作都与有关的情境诱因密切相关（分别为：社交情境如公开演讲，特定的情境如密闭场所，与主要依恋对象分离，暴露于创伤提示物，患上某种严重疾病的可能性，害怕污染等强迫性忧虑，以及担心许多事件或情境）。如果**惊恐发作**不是某个特定 DSM-5 障碍的有关特征，但还是被判定有临床意义，诊断为**适应障碍**（如果**惊恐发作**是对心理社会应激源的反应）或某个剩余类别（**其他特定的焦虑障碍**或**未特定的焦虑障碍**）可能是恰当的。最后，由某个现实威胁（如，被持枪抢劫）触发的**惊恐发作**或一次单独孤立的**惊恐发作**经历（或很偶然的**惊恐发作**）则不必诊断为精神障碍。

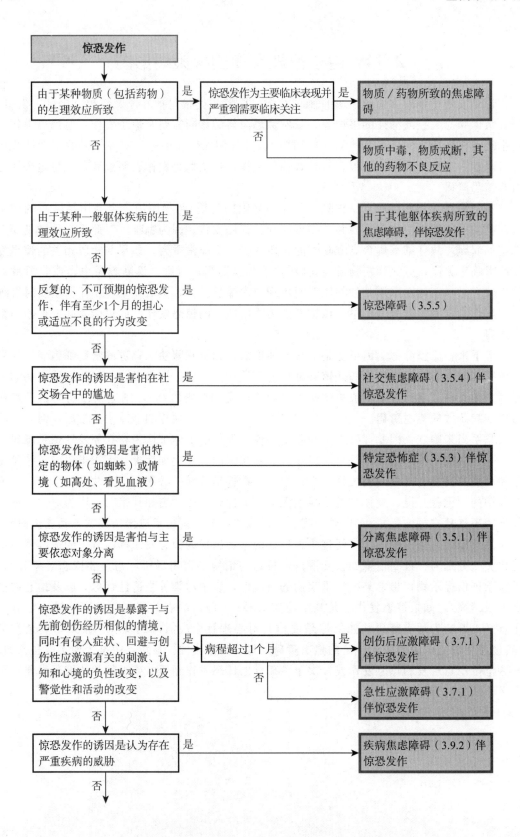

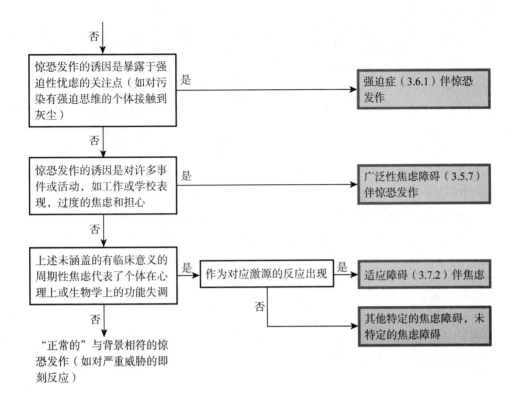

2.15 用于回避行为的决策树形图

回避行为（尤其对于实际有害的情境）常常是适应性的。该决策树形图仅适用于当回避基于非现实的或过度的害怕并且导致有临床意义的痛苦或损害时。回避是一种相当普遍和非特异性的症状，且是许多障碍的有关特征。对此症状的评估需要确定触发回避的特定环境。在本手册中有少数决策树形图不包括排除物质/药物使用或一般躯体疾病作为病因的决策点，该树形图就是其中一个。这是因为回避行为基本上是一种对潜在焦虑或害怕的心理反应。虽然物质/药物使用或一般躯体疾病能够引起焦虑，但由于缺乏背景关联，要把回避行为的发展联系到**物质/药物所致的焦虑障碍**或**由于其他躯体疾病所致的焦虑障碍**上是不可能的。

首要事项是确定是否回避行为涉及多个情境和场合。如果是这样，且如果对情境的回避是由于想到在出现惊恐样症状时可能很难逃脱或可能无法获得帮助，那么**场所恐怖症**的诊断适用。个体把出现**惊恐发作**或惊恐样症状的风险与特定的位置或情境相关联，那么这些位置或情境就成为可能引起再次发作的条件性刺激。那么个体就会回避看起来有"触发性"的情境，尽可能减少出现**惊恐发作**或惊恐样症状的可能性。

社交焦虑障碍（社交恐怖症）中的回避与害怕社交尴尬相关。这种回避以两种形式出现：**社交焦虑障碍**的表演焦虑型涉及回避公共活动（如演讲、演奏音乐、表演、吃饭、排尿、写作），而这些活动个体在自己家的私密环境下很容易完成，则使用**"仅限于表演"**来标注；广泛焦虑型几乎包括任何涉及社交互动的情境，并在许多案例中可能几乎等同于**回避型人格障碍**。**特定恐怖症**可能涉及进化上预先注定的先天恐惧和对其产生强化的早年厌恶经历之间的某些交互作用。**分离焦虑障碍**在童年和成年均可发生，回避与主要依恋对象分离的情境。在**创伤后应激障碍**和**急性应激障碍**中，个体回避使人想起创伤性应激源的情境（如，与攻击者相像的人，让人想起战时的巨响，让人想起重大地震的震感）。一些有**强迫症**的个体学会回避某些触发情境，以防止强迫思维的出现（如回避与人握手将有助于减少对污染的强迫思维）。相似地，一些有**疾病焦虑障碍**的个体回避让他们感到可能危害健康的情境（如拜访生病的家庭成员），以免触发关于罹患重病的思维反刍。

许多其他的精神障碍也都有回避这一伴随特征。例如，在精神病性障碍中，回避行为可以发生在特定妄想系统的背景下，如一位妄想的患者回避外出是因为害怕被联邦调查局跟踪。低动力，可能源于**重性抑郁障碍**的快感缺失或作为**精神分裂症**阴性症状，均可导致对外出的广泛性回避。因为有性功能失调，担心表现不佳而回避与性有关的情境。有**神经性厌食和回避性/限制性摄食障碍**的个体回避某些食物（如，**神经性厌食**中回避高热量食物，**回避性/限制性摄食障碍**中回避令人反感的食物），导致有临床意义的体重减轻和潜在的营养不良。泛化的回避模式是**回避型人格障碍**的特点，根据定义起病于成年早期，并在个体的一生中趋于相对持续和稳定。

最后，即使目前树形图中的任何决策点都不能充分解释回避行为，但仍然可能符合某种 DSM-5 的诊断。如果回避行为是对心理社会应激源适应不良的症状表现，**适应障碍**的诊断可能适用。如果不是，且回避行为具有临床意义并代表个体在心理上或生物学上的功能失调（因而可算作精神障碍），剩余类别将适用。DSM-5 不包括用于回避行为本身的剩余类别。最接近的剩余类别是其他特定的**焦虑障碍**或**未特定的焦虑障碍**，因为回避最可能用来预防某种焦虑。类别的选择要依据临床工作者希望在病历中记录症状表现（在此情况下，使用其他**特定的焦虑障碍**，接着注明特定的原因），或者不希望这样做（在此情况下，使用**未特定的焦虑障碍**）。否则，回避行为被认为是所有正常人类行为的一部分，而不表示某种精神障碍。

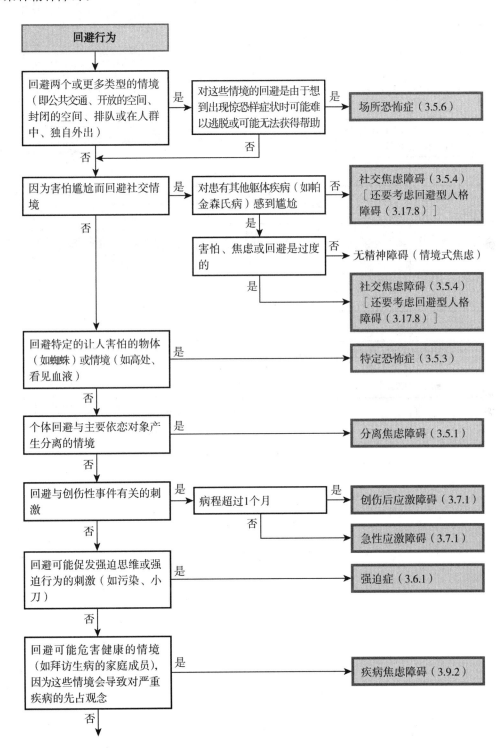

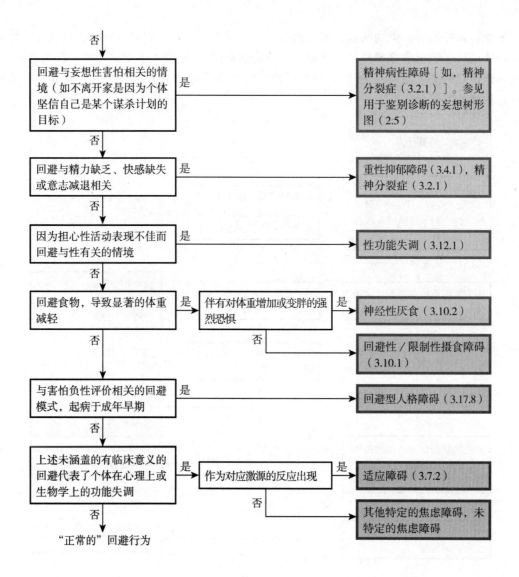

否

回避与妄想性害怕相关的情境（如不离开家是因为个体坚信自己是某个谋杀计划的目标）　→　是　→　精神病性障碍［如，精神分裂症（3.2.1）］。参见用于鉴别诊断的妄想树形图（2.5）

否

回避与精力缺乏、快感缺失或意志减退相关　→　是　→　重性抑郁障碍（3.4.1），精神分裂症（3.2.1）

否

因为担心性活动表现不佳而回避与性有关的情境　→　是　→　性功能失调（3.12.1）

否

回避食物，导致显著的体重减轻　→　是　→　伴有对体重增加或变胖的强烈恐惧　→　是　→　神经性厌食（3.10.2）

否　→　回避性／限制性摄食障碍（3.10.1）

否

与害怕负性评价相关的回避模式，起病于成年早期　→　是　→　回避型人格障碍（3.17.8）

否

上述未涵盖的有临床意义的回避代表了个体在心理上或生物学上的功能失调　→　是　→　作为对应激源的反应出现　→　是　→　适应障碍（3.7.2）

否　→　其他特定的焦虑障碍，未特定的焦虑障碍

否

"正常的"回避行为

2.16 用于病因涉及创伤或心理社会应激源的决策树形图

心理社会应激源在所有 DSM-5 障碍的发病机制中都是非常重要的，但它们的明确病因作用仅是少数几种障碍的鲜明特征。DSM-5 中有四个障碍只有当个体曾暴露于某个极端的应激源时才能诊断：**创伤后应激障碍、急性应激障碍、反应性依恋障碍和脱抑制社会参与障碍**。**创伤后应激障碍**要求所暴露的事件涉及实际的或受到威胁的死亡、重伤或性侵犯，而且特点是存在与创伤性事件有关的持续侵入症状（如，对事件的侵入性回忆，令人痛苦的梦境，闪回、对接触让人联想到事件的线索感到痛苦），回避与事件有关的刺激，与事件有关的认知和心境的改变（如，对自己和世界的负性信念，歪曲地责备自己或他人，疏远的感觉，持续的消极状态，不能体验正性情感），以及反应性和警觉性的明显改变。**急性应激障碍**的症状概貌与**创伤后应激障碍**非常相似，只是症状持续不到 1 个月。**反应性依恋障碍和脱抑制社会参与障碍**都需要幼儿较长时间暴露于照料不足的极端情况，如频繁地更换主要照料者或在人员配备不佳的福利机构中长大。

虽然应激源未被要求作为障碍定义的一部分，但是**短暂精神病性障碍、分离性遗忘症和转换障碍（功能性神经症状障碍）**经常作为对严重心理社会应激源的反应而出现。如果对某种极端应激源反应涉及发展出持续不到 1 个月的精神病性症状，则**短暂精神病性障碍**的诊断适用。如果个体不能回想起与创伤性经历相关的重要个人信息，那么**分离性遗忘症**的诊断可能适用。如果作为对心理社会应激源的反应，个体出现自主运动或感觉功能改变的症状，但与公认的神经系统疾病不一致，那么**转换障碍**的诊断可能适用。虽然在这些障碍中每个障碍的发展通常都与暴露于创伤性应激源相关，但其中任何一个都可以在没有应激源暴露时出现。

对于**适应障碍**与 DSM-5 中其他经常被心理社会应激源促发的疾病之间的关系，许多临床工作者感到困惑。诊断**适应障碍**是因为那些对应激源适应不良反应的表现引起有临床意义的痛苦或损害，但又不符合任何特定 DSM-5 障碍的阈值要求。作为对比，当符合某种特定 DSM-5 障碍的诊断标准时，无论是否存在有关的应激源都应诊断为该特定障碍。例如，如果抑郁反应是对失业或得知自己患上重病的反应，若反应符合一次**重性抑郁发作**的全部诊断标准就诊断为**重性抑郁障碍**。一种不太严重但仍有临床意义的抑郁反应，可能诊断为**适应障碍伴抑郁心境**。

最后，作为对丧失所爱之人的反应，一些个体出现持续、长期且异常的悲痛反应，这已被命名为**持续性复杂丧痛障碍**（参见 DSM-5 **第三部分**中的"需要进一步研究的状况"）。它包括持续至少 12 个月的症状，如渴望或想念逝者，剧烈的悲伤和痛苦，以及沉湎于逝者和死亡时的情境。虽然确实存在患此综合征的个体从治疗中获益，但 DSM-5 的作者们认为就定义的细节而言，现存资料不足以确保它能够纳入 DSM-5 的主体中。如果临床工作者想要做此诊断，必须使用**其他特定的创伤及应激相关障碍**，并且标注**持续性复杂丧痛障碍**。

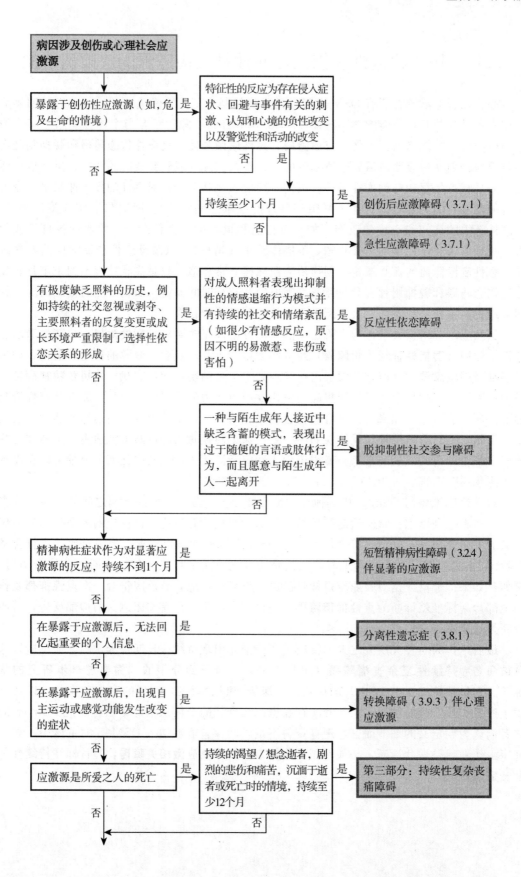

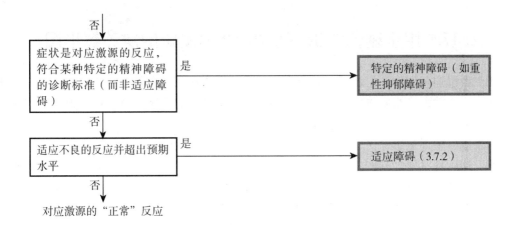

2.17 用于躯体主诉或疾病/外貌焦虑的决策树形图

当患者以痛苦的躯体主诉就诊，鉴别诊断通常聚焦在何种一般躯体疾病能够最好地解释躯体主诉。然而，当躯体主诉伴有异常的想法、感受和行为时，就应该考虑有躯体症状障碍或其他精神障碍。

如果躯体主诉是患者伪装的，则应诊断为精神障碍中的**做作性障碍**，或非障碍状况中的**诈病**。这两种状况之间的鉴别依赖于对躯体症状发生背景的考虑。如果对症状的伪装出现在无明显外部奖赏的情况下，诊断为**做作性障碍**，然而如果伪装发生在躯体症状为患者提供明显的财务或其他获益的背景中，则提示为**诈病**。

躯体主诉可以作为各种精神疾病的表现而出现。**物质中毒**或**物质戒断**通常表现为一种躯体和行为症状的典型综合征。高度焦虑的状态通常与各种躯体主诉有关。所以，躯体主诉通常与许多**焦虑障碍**有关。对于某些**焦虑障碍**，如惊恐障碍和广泛性焦虑障碍，这些障碍特有的令人痛苦的躯体主诉可能是患者寻求治疗的原因。在其他情况下，躯体主诉与精神病性障碍（如，躯体妄想）或**强迫及相关障碍**的表现相关，如在**躯体变形障碍**中沉湎于臆想的身体缺陷。

当躯体主诉本身是患者的核心焦点，DSM-5 **躯体症状及相关障碍**中的某个诊断可能最为合适。当患者以瘫痪或惊厥等神经系统症状就诊，经过查体和实验室检查，不符合已知的神经系统或其他躯体疾病的典型模式，可以诊断为**转换障碍（功能性神经症状障碍）**。其他类型的躯体主诉，当伴有对疾病严重性的不合理想法、对健康或症状的持续高度焦虑或投入过多的时间和精力去担心症状或健康时，可能需要诊断为**躯体症状障碍**。在 DSM-Ⅳ **躯体形式障碍**的诊断中，躯体主诉被定义为医学上无法解释的，与之相比，在 DSM-5 中，对于真正有躯体疾病的患者仍可给予**躯体症状障碍**的诊断。此项 DSM-5 诊断的依据是，临床工作者判断患者的认知、感受和行为相对一般躯体疾病的性质而言是"过度的"。为了避免把对严重或致残性一般躯体疾病的适当反应病理化，**躯体症状障碍**这个诊断在有躯体疾病的个体中要非常慎重地使用，应该仅用于那些对躯体疾病反应极端且适应不良的案例。

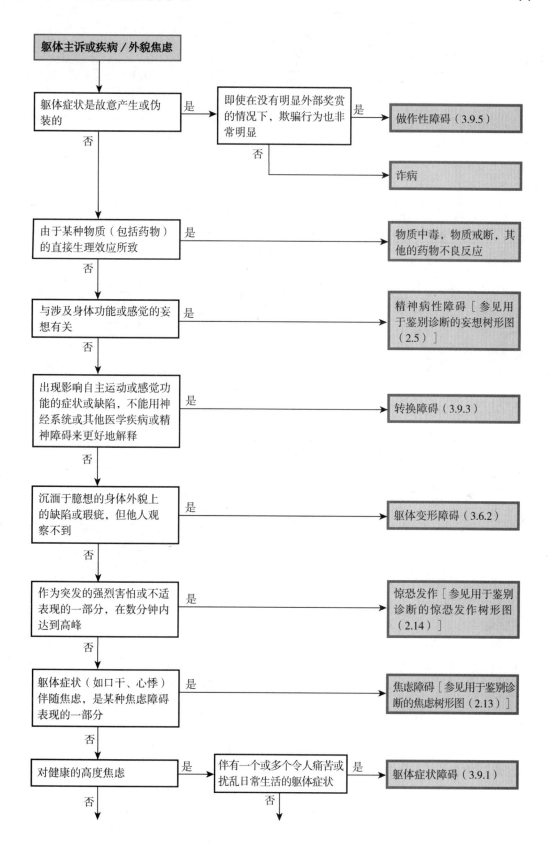

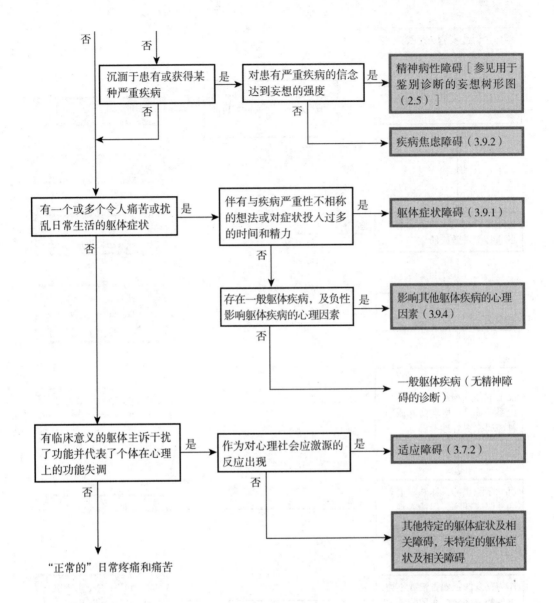

2.18　用于食欲改变或异常的进食行为的决策树形图

这个决策树形图包括了几个完全不同的与进食有关的症状：体重和食欲改变，暴食，反刍和异食癖。因为食欲和体重的改变通常由一般躯体疾病引起，所以在假定症状属于精神疾病之前，始终应该首先想到排除癌症、内分泌紊乱、慢性感染、其他疾病。尤其是在体重减轻或增加的幅度很大并与其他躯体症状共同出现的情况下。要注意，在该决策树形图对体重增加进行鉴别诊断的分支中，在评估作为病因的一般躯体疾病时，肥胖被列为可能的情况之一。这反映了事实上肥胖［定义为体重指数（BMI）≥30］本身不被认为是一种精神障碍，而是一般躯体疾病。只有当 BMI≥30 是紊乱的进食模式的后果时（如在**暴食障碍**中那样），才被认为是某种精神障碍的组成部分。

食欲和体重的改变（增加或减少）还经常由滥用某些毒品（特别是兴奋剂和大麻）和某些处方药物所致。实际上，对许多精神活性药物（如，选择性五羟色胺再摄取抑制剂、五羟色胺-去甲肾上腺素再摄取抑制剂、三环类抗抑郁药、锂盐、双丙戊酸钠、单胺氧化酶抑制剂、非典型抗精神病药物）不依从的主要原因之一是害怕常在使用后随之而来的体重增加。之所以很难对体重的改变进行归因，正是因为这些精神活性药物所治疗的许多疾病本身就与体重改变有关，而不受药物使用的影响。例如，如果一位抑郁的患者在使用某种抗抑郁药治疗时出现体重增加，这可能是抗抑郁药的副作用，抑郁症的典型症状，或一种期望的治疗效果（如先前经历食欲下降的个体食欲得到改善）。

因为食欲改变和体重的增加或减少在各种精神障碍中都很常见，所以它们自身为鉴别诊断提供的线索不够特异。因此，必须依靠与其他主诉症状的时间关系来确定何种精神障碍是对食欲或体重改变的最恰当解释。例如，个体不进食是因为存在妄想，认为食物有毒（如在**妄想障碍**中那样），因为无价值感或对进食缺乏愉悦感（如在**重性抑郁发作**中那样），或因为食欲降低或"过于忙碌"（如在**躁狂发作**中那样）。

在一些个体中，体重减轻或体重增加最常与严重的体象扭曲和/或暴食的特定表现有关。在**神经性厌食**中，对胖（或发胖）的病理性恐惧导致一种经常很危险的低体重。一些患**神经性厌食**的个体有暴食和清除的行为，而另一些个体只通过禁食和过度运动达到低体重。相比于那些**神经性厌食**患者，**神经性贪食**患者的体重正常或超出正常。他们陷于代偿暴食的循环中，通过使用不恰当的方法抵消他们热量摄入过多的影响（如，自我引吐、不当使用泻药、禁食、过度锻炼）。但**暴食障碍**患者陷于规律性暴食中（即每周至少一次，持续至少 3 个月），并不采用任何不恰当的代偿机制来防止体重增加。因而，这些个体通常是超重的。一些个体没有对体重增加或肥胖的恐惧，却出现明显的体重减轻（或达不到预期的体重增加）。他们的体重减轻则是由于对进食缺乏兴趣，对食物的感官特征（如，外观、颜色、质地、温度、味道）极度敏感而回避食物，或预感进食会出现令人不悦的后果，如噎住。此类个体可能被诊断为**回避性/限制性摄食障碍**。

决策树形图还包括了几种进食紊乱，主要发生在婴儿、幼儿或有**智力障碍（智力发育障碍）**的个体中。**异食癖**是与发育水平不相符且持续地进食非营养性物质（如，涂料碎屑、绳子、泥土、动物粪便）。**反刍障碍**是反复地反流和再咀嚼食物。上述类别**回避性/限制性摄食障碍**还适用于有严重体重减轻（或体重不增加）的婴儿或儿童，这通常由喂养困难的儿童与经验不足的照料者联合导致。

在该决策树形图中目前尚未涉及的有临床意义的体重改变和病理性进食行为还可以作为对心理社会应激源的反应出现，在这种情况下**适应障碍**的诊断可能适合。其他有临床意义的**进食障碍**，如果不符合特定 DSM-5 **进食障碍**类别中的任何一个（如，反复清除食物但无暴食），将使用剩余的类别进行诊断，这个选择要依据是否临床工作者希望在病历中记录症状表现（在此情况下，使用**其他特定的喂食或进食障碍**，接着注明特定的原因），或者不希望这样做（在此情况下，使用**未特定的喂食或进食障碍**）。最后，重要的是记住对身体外貌的关注，体重增加和减轻，以及一时狂热的节食都是生活中相当普遍的现象。只有当进食紊乱代表个体在心理上或生物学上的功能失调时，才应给予**其他特定的或未特定的喂食或进食障碍**的诊断。

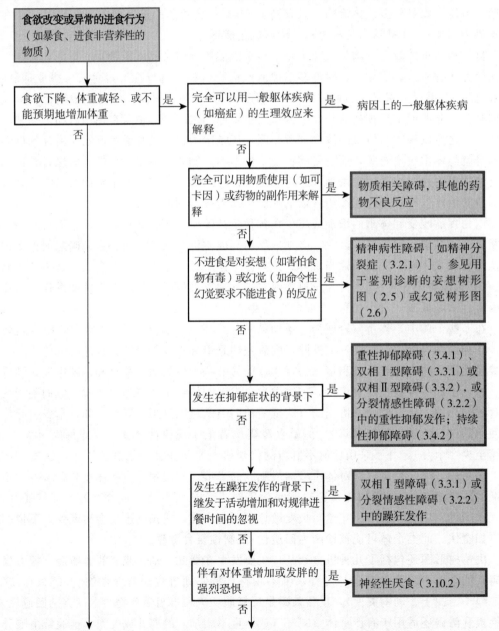

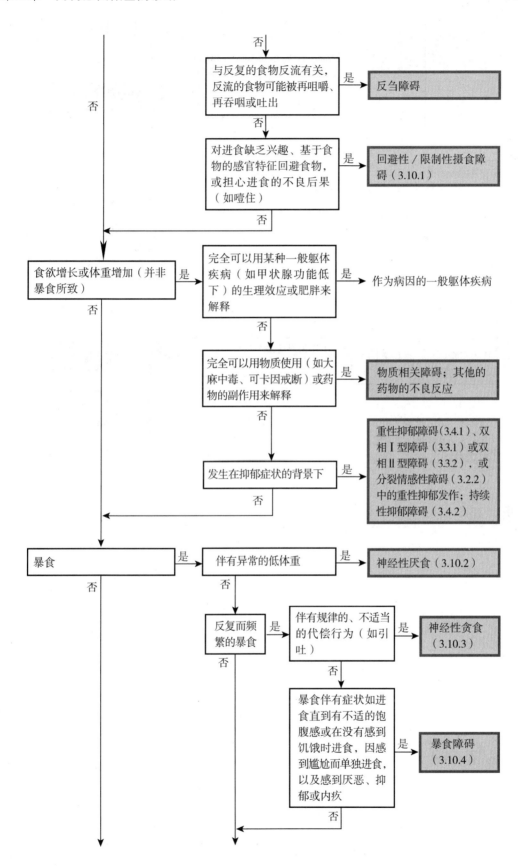

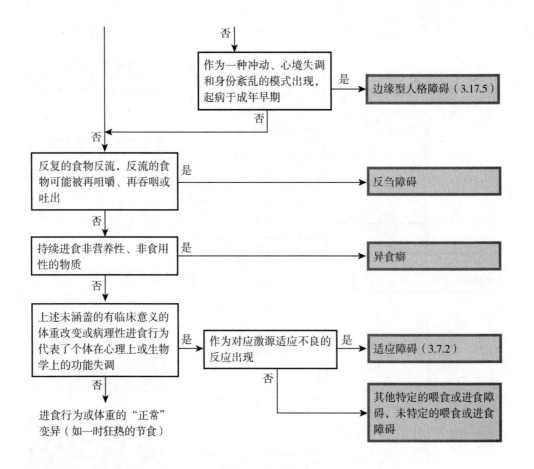

2.19 用于失眠的决策树形图

失眠在 DSM-5 中被定义为对睡眠时长或质量不满意，伴有难以入睡或难以维持睡眠的主诉。滥用的毒品和许多处方及非处方药物都有失眠的明显副作用。对于滥用的毒品，通常**物质中毒**或**物质戒断**的诊断就足以覆盖失眠的症状。除非失眠在临床相中占主导并严重到需要临床关注，才应该考虑诊断**物质/药物所致的睡眠障碍，失眠型**。物质/药物所致的睡眠障碍还可用于临床上与药物治疗有关的显著失眠。

然后必须排除其他更特定的睡眠障碍作为失眠的病因，因为这些其他睡眠障碍的表现均可干扰夜间睡眠。**发作性睡病**的特征是反复发生不可抗拒的睡眠需要伴猝倒发作（即由大笑诱发的短暂双侧肌张力丧失），下丘脑分泌素缺乏（如在脑脊液中测量的那样），或典型的多导睡眠图发现［即快速眼动（REM）睡眠潜伏期≤15 分钟，或多次睡眠潜伏期试验的平均睡眠潜伏期≤8 分钟并有两次或更多次的以 REM 期开始的睡眠］。DSM-5 在**与呼吸相关的睡眠障碍**的大标题下包括三种不同的障碍，每种障碍均可由于半夜觉醒而导致失眠。**阻塞性睡眠呼吸暂停低通气**，是**与呼吸相关的睡眠障碍**的最常见的形式，以睡眠中反复发作的上气道阻塞为特征。**中枢性睡眠呼吸暂停**的特征是由睡眠中呼吸做功的变异导致反复发作的呼吸暂停和低通气。**与睡眠相关的通气不足**的特征是睡眠中发作的与 CO_2 水平升高有关的通气减少。**非快速眼动睡眠唤醒障碍**的特征是反复发作的从睡眠中不完全觉醒，通常出现在夜间的前三分之一，可以表现为睡惊或睡行的形式。**梦魇障碍**和 REM **睡眠行为障碍**描述的是发生在 REM 睡眠中的异常现象：在**梦魇障碍**中为延长的、极端令人烦躁和记忆完好的梦境，而在 REM **睡眠行为障碍**中为在 REM 睡眠中反复的觉醒，伴有发声或复杂的运动行为。**不安腿综合征**的特征是有反复或持续移动双腿的冲动以回应不愉快的感觉。**昼夜节律睡眠觉醒障碍**的特征是个体的时间表和自然的睡眠觉醒模式之间不匹配。如果失眠仅出现在上述睡眠障碍期间，并被其更好地解释，就不必单独诊断**失眠障碍**。如果失眠的严重程度超出其他睡眠障碍的预期水平或当睡眠障碍不存在时仍经常出现，**失眠障碍**的共病诊断可能适合。

评估的下一步要考虑是否失眠其实仅为其他精神障碍的一个症状。许多精神障碍，如**重性抑郁障碍**，可以包括明显的失眠症状。如果失眠可以用精神障碍来充分解释，则只诊断精神障碍，而不再额外诊断睡眠障碍。然而，如果失眠在临床表现中占主导并需要临床关注，那么**失眠障碍**的共病诊断可能适合。类似地，许多一般躯体疾病，如背痛，可显著干扰睡眠。如果失眠不能用一般躯体疾病来充分解释，在此种情况下，**失眠障碍**的额外诊断可能也适合。

在每个人的生活中都会遇到难以入睡（或维持睡眠）的情况，尤其与心理社会应激源有关或作为年纪变大的表现。只有当失眠是严重的、长期的，并且导致有临床意义的痛苦或损害时，才应该被视为某种精神障碍的证据。

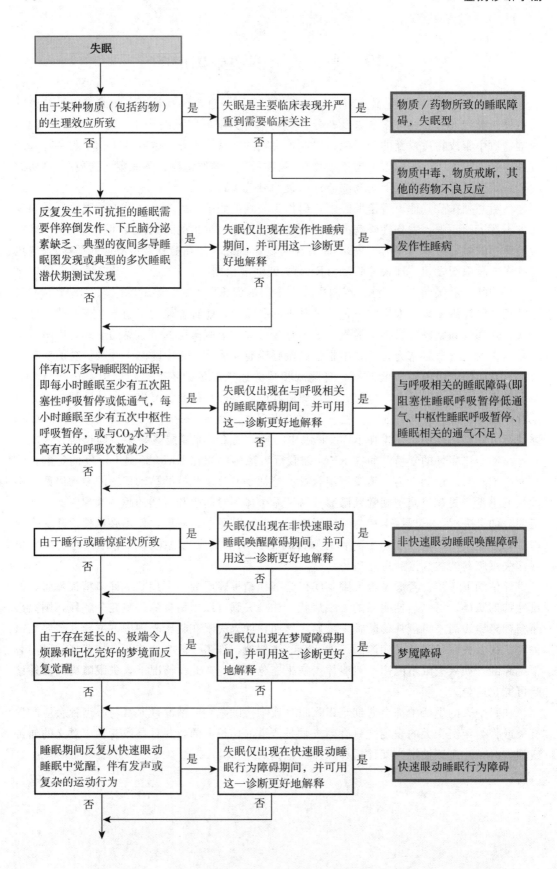

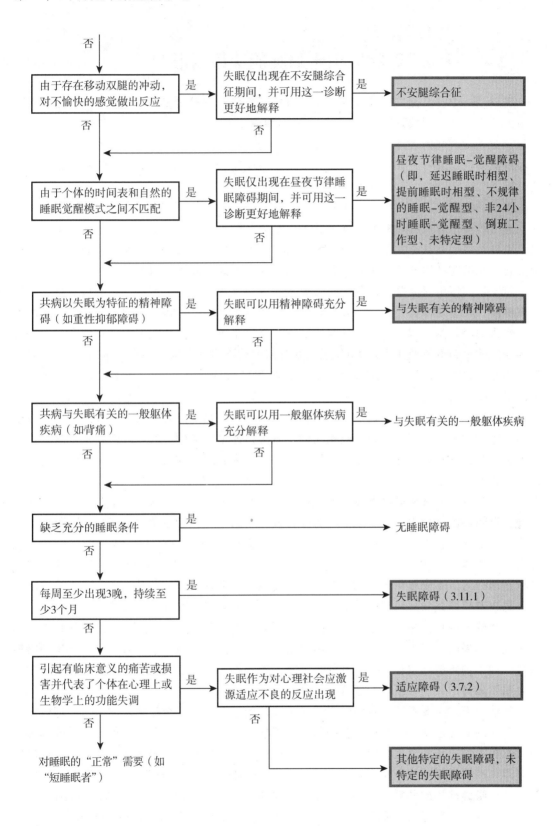

2.20 用于嗜睡的决策树形图

嗜睡是一个涉及面广的诊断术语而且包括的症状有睡眠过多（如，夜间睡眠延长或不自主的日间打盹）、觉醒质量恶化（如，睡不醒或不能保持必要的清醒）和睡眠惯性（即觉醒后的一段时间内表现受损和警觉度降低）。只有个体规律地获得充足睡眠时，才应考虑**嗜睡障碍**的诊断——如果个体由于失眠或要适应超负荷的生活而被剥夺睡眠，将不符合此诊断。

滥用的毒品以及许多处方和非处方药物都有日间困倦的明显副作用。对于滥用的毒品，通常**物质中毒**或**物质戒断**的诊断就足以涵盖嗜睡表现。只有嗜睡在临床表现中占主导且严重到足以引起临床关注，才应考虑诊断**物质所致的睡眠障碍，日间困倦型**。对于临床上值得注意的与药物相关的嗜睡，还可诊断为**药物所致的睡眠障碍**。

鉴于日间困倦是某些特定的睡眠障碍（如**发作性睡病**）的典型特征，或可能是由其他睡眠障碍（如**梦魇障碍**）所致的夜间睡眠紊乱的后果，因此，接着必须排除其他特定的睡眠障碍作为嗜睡的病因。**发作性睡病**的特征是反复不可抗拒的睡眠需要伴猝倒发作（即由大笑诱发的短暂双侧肌张力丧失），下丘脑分泌素缺乏（如在脑脊液中测量的那样），或典型的多导睡眠图发现［即快速眼动（REM）睡眠潜伏期≤15分钟，或多次睡眠潜伏期试验的平均睡眠潜伏期≤8分钟并有两次或更多次的以REM期开始的睡眠］。DSM-5在**与呼吸相关的睡眠障碍**的大标题下包括三种不同的障碍，每种障碍均可导致日间疲乏。**阻塞性睡眠呼吸暂停低通气**，是**与呼吸相关的睡眠障碍**的最常见的形式，以睡眠中反复发作的上气道阻塞为特征。**中枢性睡眠呼吸暂停**的特征是由睡眠中呼吸做功的变异导致反复发作的呼吸暂停和低通气。**与睡眠相关的通气不足**的特征是睡眠中发作的与 CO_2 水平升高有关的通气减少。**非快速眼动睡眠唤醒障碍**的特征是反复发作的从睡眠中不完全觉醒，通常出现在夜间的前三分之一，可以表现为睡惊或睡行的形式。**梦魇障碍**和**REM睡眠行为障碍**描述的是发生在REM睡眠中的异常现象：在**梦魇障碍**中为延长的、极端令人烦躁和记忆完好的梦境，而**在REM睡眠行为障碍**中为在REM睡眠中反复的觉醒，伴有发声或复杂的运动行为。**不安腿综合征**的特征是有反复或持续移动双腿的冲动，以回应不愉快的感觉。**昼夜节律睡眠觉醒障碍**的特征是个体的时间表和自然的睡眠觉醒模式之间不匹配。最后，**失眠障碍**的特征是突出主诉为不满意睡眠质量或时长，与难以入睡、维持睡眠或早醒相关联。如果嗜睡仅出现在上述睡眠障碍期间，并被其更好地解释，就不必单独诊断**嗜睡障碍**。如果嗜睡的严重程度超出其他睡眠障碍的预期水平或当睡眠障碍不存在时仍经常出现，**嗜睡障碍**的共病诊断可能适合。

评估的下一步要考虑是否嗜睡其实仅为其他精神障碍的一个症状。许多精神障碍可以包括明显的嗜睡症状，尤其在**重性抑郁发作伴非典型特征**中，这种发作可见于**重性抑郁障碍、双相Ⅰ型障碍和双相Ⅱ型障碍**。如果日间疲乏可以用精神障碍充分解释，则只诊断精神障碍，而不再额外诊断**嗜睡障碍**。然而，如果嗜睡在临床表现中占主导并需要临床关注，那么**嗜睡障碍**的共病诊断可能适合。类似地，许多一般躯体疾病，如单核细胞增多症，可能以日间疲乏为特征表现。如果嗜睡的程度不能用一般躯体疾病来充分解释，在此种情况下，**嗜睡障碍**的额外诊断可能也适合。

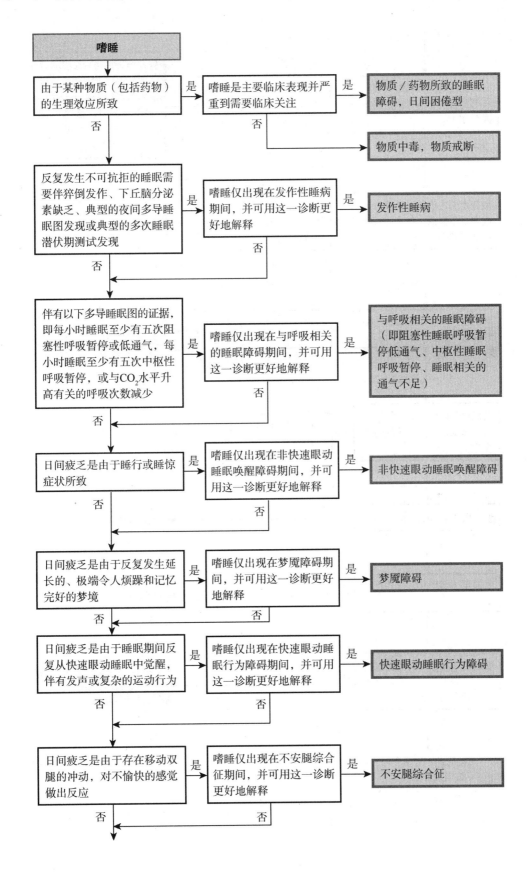

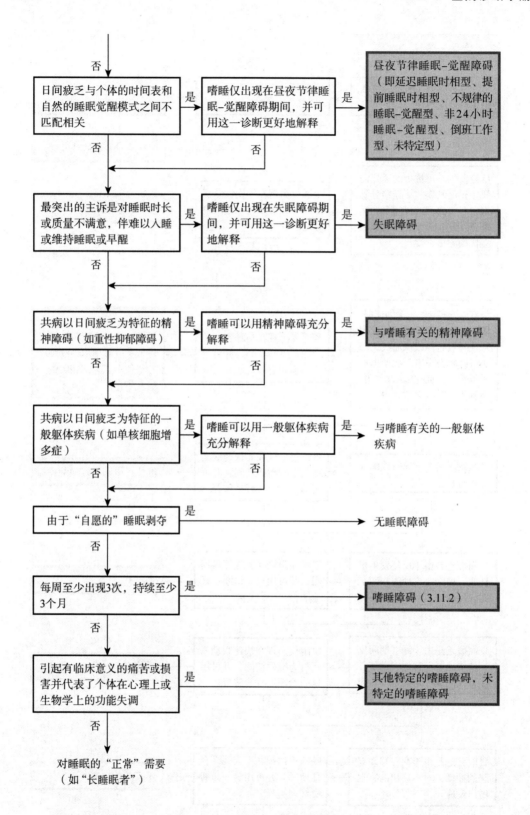

2.21 用于女性性功能失调的决策树形图

在评估女性和男性的性功能失调时，主要的困难在于没有公认的指南用来确定何为"正常"的性功能。正常性功能的阈值随着女性的年龄、先前的性经历，有无伴侣及伴侣的新鲜感，以及女性所处文化、民族或宗教团体的特定预期和标准而变化。成功的性唤起和性高潮需要一定水平的性刺激，其聚焦、强度和持续时间都要是充分的。**女性性兴趣/唤起障碍**或**女性性高潮障碍**的诊断因而需要从临床上判断女性受到的刺激是充分的。此外，偶尔的性功能失调是人类性活动中不可避免的一部分，并不能表明某种障碍的存在，除非它是持续的（即持续至少 6 个月）或反复出现并导致明显的痛苦或人际关系上的困难。

一旦临床上判断性功能失调具有临床意义，下一步就要确定它的基础病因。可能的病因包括心理因素、一般躯体疾病、许多处方药物的副作用以及毒品滥用的后果。这个评估可能很困难，因为造成性功能失调的病因往往超过一种。在确定性功能失调完全由心理因素介导之前，需要考虑一般躯体疾病或物质（包括药物副作用）的可能影响，主要因为这些病因通常具有特定的治疗意义（如停用造成问题的药物）。还有，需要记住的是即使确认一般躯体疾病、药物或滥用的毒品为特定的病因，也不能否定心理因素对性功能失调起病的重要影响。

性方面的问题还常与许多精神障碍（如**抑郁障碍、焦虑障碍、精神分裂症谱系及其他精神病性障碍**）有关。如果性方面的问题能够用精神障碍更好地解释，就不额外诊断性功能失调。例如，如果性欲低下仅发生在**重性抑郁发作**期间，就不能单独诊断**女性性兴趣/唤起障碍**。只有判断性欲低下独立于抑郁障碍（即它出现在**重性抑郁发作**起病之前或在抑郁缓解很久以后仍持续存在），才能给予这两种诊断。类似地，如果性功能失调更适合解释为一种严重关系困扰的后果，则诊断为关系问题而不是性功能失调，除非有证据表明性功能失调的出现独立于关系问题。

在物质、一般躯体疾病以及关系困扰被考虑并排除以后，焦点接着转向原发性功能失调本身。在 DSM-5 中，DSM-Ⅳ-TR 的类别**功能减退的性欲障碍**中的女性部分和 DSM-Ⅳ-TR 的类别**女性性唤起障碍**已经合并为一个单一的被称为**女性性兴趣/唤起障碍**的诊断类别，反映出有证据表明在女性中性欲和性唤起通常是难以分割的概念。因此，**女性性兴趣/唤起障碍**涵盖各种不同的问题，包括对性活动的兴趣降低，出现情色想法或幻想的次数减少，发起性活动的次数减少，在性活动中的性兴奋或愉悦感降低，回应情色线索的兴趣或唤起程度降低，以及在性活动中生殖器和非生殖器的感觉减退。**女性性高潮障碍**包括显著的延迟达到性高潮、极少或没有性高潮，或性高潮感觉的强度显著降低。DSM-5 的类别**生殖器-盆腔痛/插入障碍**合并了两个 DSM-Ⅳ-TR 的类别（即**阴道痉挛和性交疼痛**），并且包括了阴道性交或插入困难；在性交或尝试插入时有明显的外阴阴道或盆腔疼痛；在阴道插入之前、期间或之后，对外阴阴道或盆腔疼痛有明显的害怕或焦虑；或在尝试阴道插入时，盆底肌肉明显紧张或僵硬。

如果性功能失调不符合上述任何性功能失调的诊断标准（可能由于频率或持续时间不够）或作为对心理社会应激源适应不良的反应的一部分，则**适应障碍**的诊断可能适合。

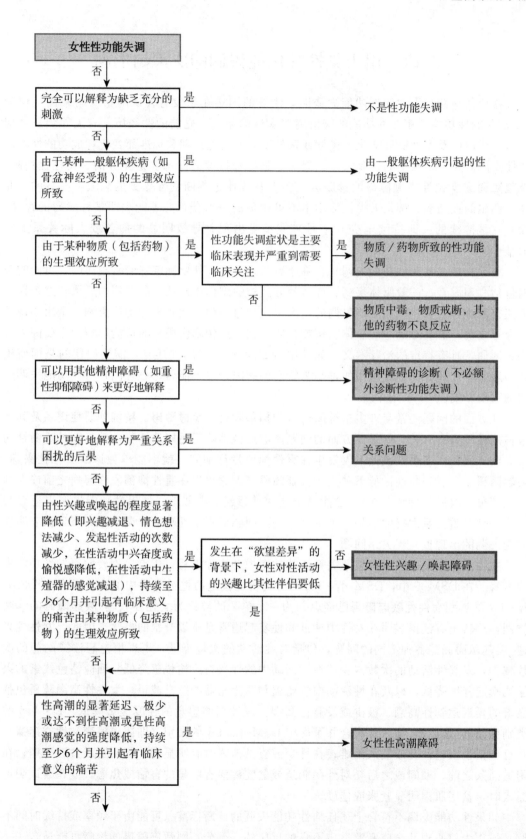

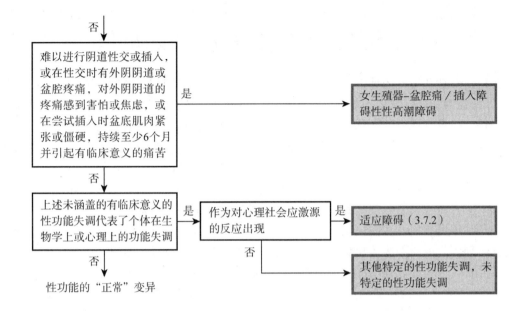

2.22　用于男性性功能失调的决策树形图

　　在评估女性和男性的性功能失调时，主要的困难在于没有公认的指南用来确定何为"正常"的性功能。正常性功能的阈值随着男性的年龄、先前的性经历、有无伴侣及伴侣的新鲜感，以及男性所处文化、民族或宗教团体的特定预期和标准而变化。成功的性唤起和性高潮需要一定水平的性刺激，其聚焦、强度和持续时间都要是充分的。**勃起障碍**或**延迟射精**的诊断因而需要从临床上判断男性受到的刺激是充分的。此外，偶尔的性功能失调是人类性活动中不可避免的一部分，并不能表明某种障碍的存在，除非它是持续的（即持续至少 6 个月）或反复出现，并导致明显的痛苦或人际关系上的困难。

　　一旦临床上判断性功能失调具有临床意义，下一步就要确定它的基础病因。可能的病因包括心理因素、一般躯体疾病、许多处方药物的副作用以及毒品滥用的后果。这个评估可能很困难，因为造成性功能失调的病因往往超过一种。例如，常见地，因一般躯体疾病（如血管性疾病）导致轻度勃起功能障碍的个体由于心理上的影响出现其他性功能失调（如性欲低下）。在确定性功能失调完全由心理因素介导之前，需要考虑一般躯体疾病或物质（包括药物副作用）的可能影响，主要因为这些病因通常具有特定的治疗意义（如停用造成问题的药物）。还有，需要记住的是即使确认一般躯体疾病、药物或滥用的毒品为特定的病因，也不能否定心理因素对性功能失调起病的重要影响。

　　性方面的问题还常与许多精神障碍（如**抑郁障碍**、**焦虑障碍**、**精神分裂症谱系及其他精神病性障碍**）有关。如果性方面的问题能够用精神障碍更好地解释，就不额外诊断性功能失调。例如，如果性欲低下仅发生在**重性抑郁发作**期间，就不能单独诊断**男性性欲低下障碍**。只有判断性欲低下独立于抑郁障碍（即它出现在**重性抑郁发作**起病之前或在抑郁缓解很久以后仍持续存在），才能给予这两种诊断。类似地，如果性功能失调更适合解释为一种严重关系困扰的后果，则诊断为关系问题而不是性功能失调，除非有证据表明性功能失调的出现独立于关系问题。

　　原发的男性性功能失调是依据问题在性反应周期中出现的时间进行组织的。**男性性欲低下障碍**与起始阶段即性欲相关。**勃起障碍**与第二阶段即性唤起相关。**延迟射精**和**早泄**是针对出现在第三阶段即性高潮的问题。常见地，在性反应周期中不止一个阶段会出现问题。因为性反应周期的各个阶段依次出现，所以一个阶段的成功表现往往需要前一阶段的成功表现作为保证（如性高潮需要一定程度的性唤起，而性唤起又需要一定程度的性欲）。然而，预期下一阶段再次出问题（如射精困难）经常引来前一阶段的问题（如随之而来的勃起障碍或性欲低下）。

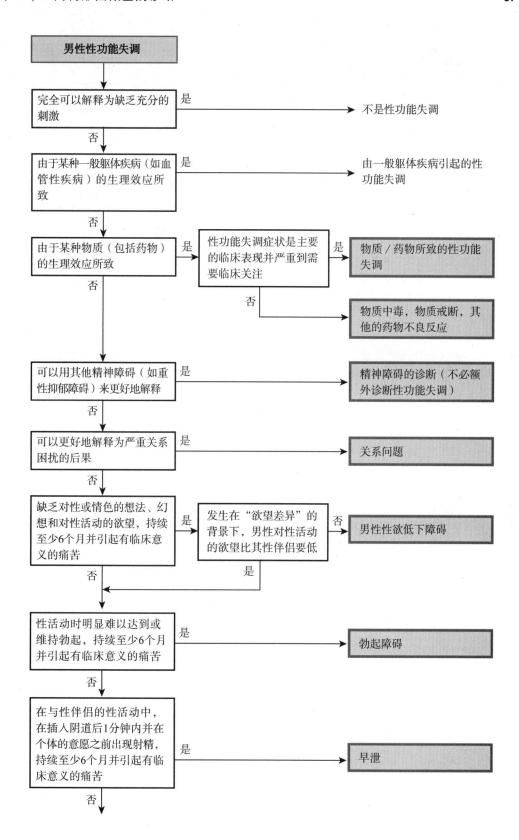

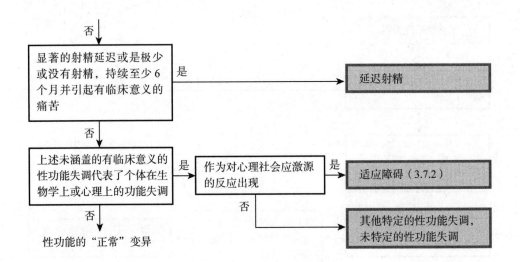

性功能的"正常"变异

2.23　用于攻击行为的决策树形图

虽然攻击行为仅是少数 DSM-5 障碍（即**间歇性暴怒障碍、品行障碍、反社会型人格障碍**以及**破坏性心境失调障碍**）的鲜明特征，但它又是许多精神障碍的并发症。重要的是注意大多数暴力行为发生的原因与精神疾病的范畴相去甚远（如物质利益、地位、施虐的快感、报复、推动政治或宗教的目标）。这一点反映在树形图的最后一步决策上，其中的攻击行为并不代表个体在心理上或生物学上的功能失调，而被认为是非精神病的反社会行为。此外，即使攻击行为与精神障碍有关，这个事实本身不能免除个体的刑事责任。

在 DSM-5 的障碍中，物质相关障碍是攻击行为的最常见病因。攻击还可以产生于认知损害和冲动控制的下降，它们均为**谵妄**和**由于其他躯体疾病所致的重度或轻度神经认知障碍**的特征。当攻击行为是一般躯体疾病的直接生理后果但未出现认知损害时，应该诊断为**由于其他躯体疾病所致的人格改变**。在**由于其他躯体疾病所致的人格改变**的诊断中，时常产生的一个问题是能否把非特异性的医学检查结果（如神经系统软体征、脑电图上的弥漫性慢波）当作一般躯体疾病成为病因的证据。DSM-5 的惯例是只有检查结果构成了一个可诊断的一般躯体疾病时，才诊断**由于其他躯体疾病所致的人格改变**。然而，当临床判断强烈地提示存在中枢神经系统的功能失调并造成人格的改变，但又无法做出特定的诊断时，可以用称作**未特定的大脑疾病**的一般躯体疾病来标示病因障碍，并编码为一种额外的障碍（ICD-10-CM：G93.9）。

虽然关联不那么显著，但攻击行为的发作在有**精神分裂症、其他精神病性障碍**和**双相障碍**的个体中发生的比率略微升高。一种长期的攻击行为模式提示这种行为是**人格障碍**（如**反社会型人格障碍、边缘型人格障碍**）的一部分。儿童的攻击行为可以出现在许多障碍中。当它作为儿童的反社会行为模式的一部分出现时，适合**品行障碍**的诊断。如果攻击行为发生在严重的脾气爆发的背景下，其强度或持续时间与处境或所受的挑衅完全不成比例，在两次爆发之间有持续性的发怒和易激惹表现，则应该考虑新的 DSM-5 诊断**破坏性心境失调障碍**。更为少见的是，攻击行为可以与其他儿童期的障碍有关，包括**对立违抗障碍、注意缺陷/多动障碍、分离焦虑障碍、自闭症谱系障碍**以及**智力障碍（智力发育障碍）**。

如果反复发作的攻击行为（即言语攻击或对他人、动物或财产的躯体攻击）不能被任何其他的精神障碍（包括**人格障碍**）解释，倘若符合对爆发频率的最低要求（对于言语或躯体攻击未造成损伤或财产破坏的情况，为每周两次持续 3 个月；对于造成损伤或财产损坏的情况，为 12 个月内爆发 3 次），可以诊断为**间歇性暴怒障碍**。

攻击行为还可能作为对应激源的反应出现。如果应激源是创伤性的，攻击行为可能是**创伤后应激障碍**（或如果病程少于 1 个月则为**急性应激障碍**）综合征的一部分。否则，攻击行为可以是**适应障碍**的一种表现。

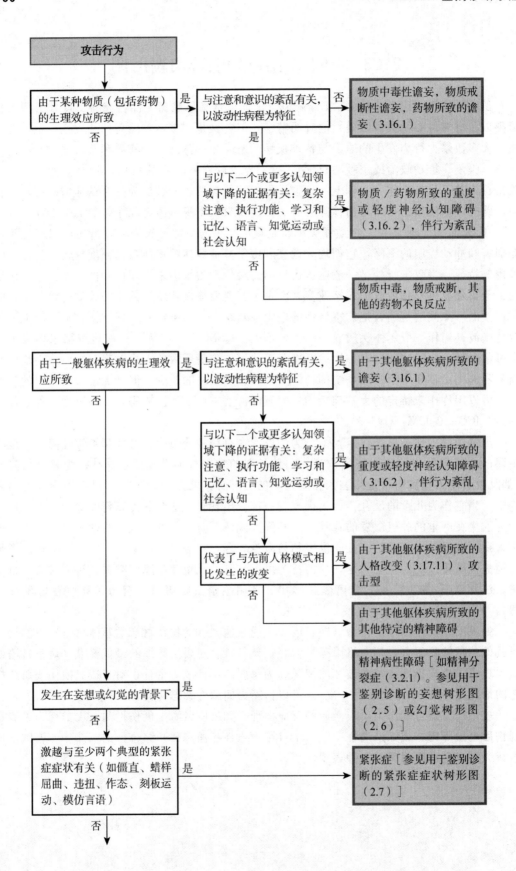

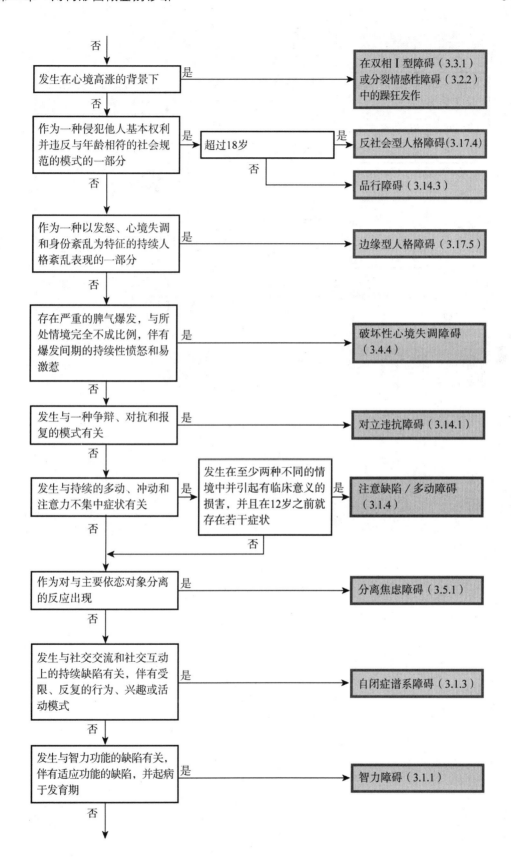

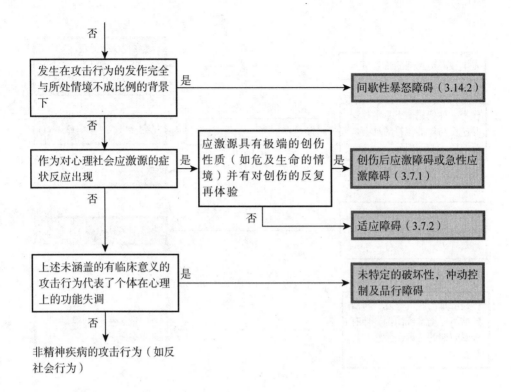

否

发生在攻击行为的发作完全与所处情境不成比例的背景下 ──是──→ 间歇性暴怒障碍（3.14.2）

否

作为对心理社会应激源的症状反应出现 ──是──→ 应激源具有极端的创伤性质（如危及生命的情境）并有对创伤的反复再体验 ──是──→ 创伤后应激障碍或急性应激障碍（3.7.1）

否 → 适应障碍（3.7.2）

否

上述未涵盖的有临床意义的攻击行为代表了个体在心理上的功能失调 ──是──→ 未特定的破坏性，冲动控制及品行障碍

否

非精神疾病的攻击行为（如反社会行为）

2.24　用于冲动性或冲动控制问题的决策树形图

决策树形图 2.24 包括两个相关症状：冲动性的特质和冲动控制下降的问题。冲动性涉及随心所欲做事的倾向，表现出极少或不进行事先思考、反省或考虑后果的典型行为。许多 DSM-5 障碍都以过度冲动为特征性表现。其他一些障碍的特征是对某些冲动的控制存在问题（如，**拔毛癖**中的拔毛冲动，**暴食障碍**中的暴食冲动）。过度冲动和对特定冲动的控制力受损均可导致自我破坏和危害他人的冲动行为。

物质使用是冲动性的一种常见且具有破坏性的病因，必须要考虑到它可能是导致每种冲动行为表现的唯一的或促进因素。一般躯体疾病也能导致对冲动控制的脱抑制，它经常伴有判断力差和其他认知症状，需要诊断为**谵妄**或**重度或轻度神经认知障碍**。当一般躯体疾病导致持续的冲动性，但不存在有临床意义的认知损害时，则诊断为**由于其他躯体疾病所致的人格改变**（通常为**脱抑制**或**攻击型**）。

某些障碍的特征是冲动性仅在该障碍发作时出现。一旦排除物质使用和一般躯体疾病，下一步要确定通过临床表现中的症状能否诊断**双相障碍**、**抑郁障碍**、**精神分裂症**或某个其他精神病性障碍，或**创伤后应激障碍**或**急性应激障碍**。广泛的冲动性如果起病早且病程持续，最可能与**注意缺陷/多动障碍**、**品行障碍**、**反社会型人格障碍**或**边缘型人格障碍**有关。

一系列 DSM-5 障碍的典型的特定行为均可以概念化为冲动控制受损的表现。这些障碍包括**赌博障碍**，其中个体控制赌博行为的能力受损；**神经性贪食**和**暴食障碍**，以失控的暴食为特征；**纵火狂**和**偷窃狂**，分别以无法抵抗放火和偷窃无用物品的冲动为特征；**拔毛癖**和**抓痕障碍**，分别以无法控制拔除毛发或搔抓皮肤为特征；**间歇性暴怒障碍**，以间歇性的无法抵抗攻击性冲动为特征。

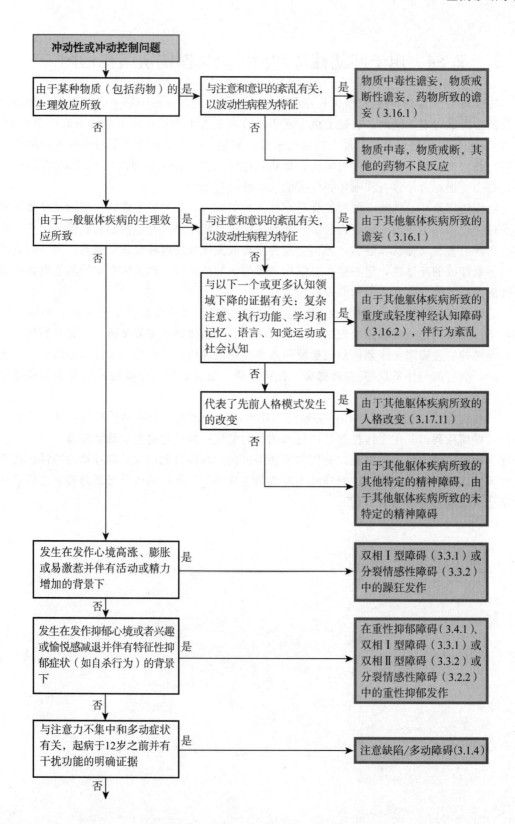

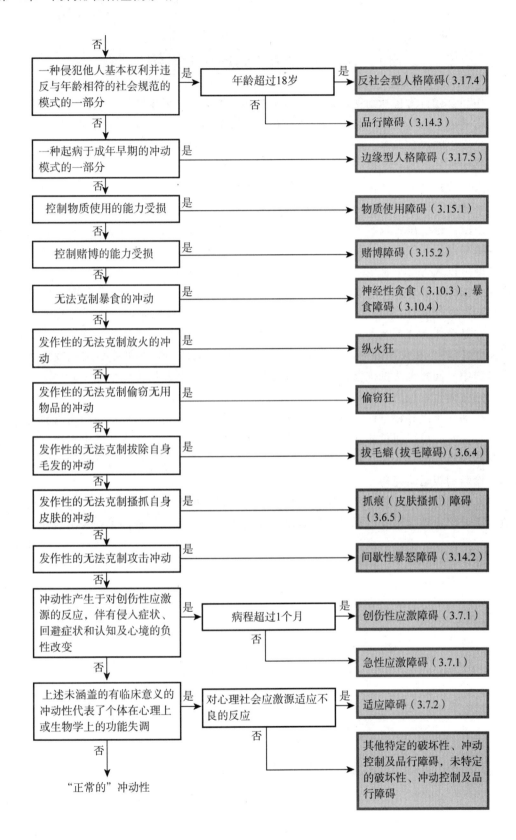

2.25 用于自伤或自残的决策树形图

　　自伤和自残行为包括划伤、烧伤、撞击头部、拔毛、搔抓皮肤、咬自己和击打自己身体的不同部位。值得注意的是，自残似乎在个体被禁锢的情境下（如在医院、监狱、儿童的家里）发生的次数最多。因而，存在一个令人关注的两难境地，即当患者将要出院时自残行为是增加的，实际上该行为被在那种环境中的滞留强化了。

　　因为自残只是一个并发症，所以它的动机因诊断的不同而变化。最常见的与自残有关的诊断是**边缘型人格障碍**。对一些患此障碍的个体，自残行为经常作为一种"治疗"分离状态的手段，这些患者只有经历了疼痛或看见鲜血才能有起死回生的感觉。在其他有**边缘型人格障碍**的患者中，自残是一种"治疗"极度烦躁或抵消强烈愤怒的手段。**物质中毒**或**物质戒断**可以大为增加自残发作的可能性。在精神病性患者中，自残的动机通常是一种妄想信念（如惩罚邪恶的需要）或对某个命令性幻觉的反应。在**谵妄**和**重度神经认知障碍**中，自残有时作为意识错乱的副产物出现（如挣脱约束）。自残偶尔作为**强迫症**的并发症出现，它是个体无法抵抗不断执行强迫行为的需要造成的（如由于洗手的强迫行为，把手洗得又红又痛）。在**拔毛癖**中，存在无法抵抗拔除毛发的冲动，这可能导致毛发斑秃。在**抓痕障碍**中，同样无法抵抗搔抓皮肤的冲动导致明显的皮肤破损。在**性受虐障碍**中，自残的动机是获得性愉悦感。

　　刻板动作可以导致自伤，它是**刻板运动障碍**的核心成分。当**刻板运动障碍**导致有临床意义的自伤时，可以通过标注"伴自我伤害行为"来表示。刻板动作在**智力障碍（智力发育障碍）**中也不少见，而且只有在它们的基础病因不能用**智力障碍**来更好地解释时，才应该单独诊断**刻板运动障碍**。

　　自残行为有时候是**做作性障碍**或**诈病**的一种表现。患者意识到划伤或烧伤自己可以顺利地入院或防止被迫出院。对**做作性障碍**和**诈病**的鉴别要基于伪装行为是否出现在没有明显外部奖赏的情况下；如果是这样，诊断为**做作性障碍**。如果伪装的自伤行为仅出现在有明显外部奖赏的情况下，则诊断为**诈病**。

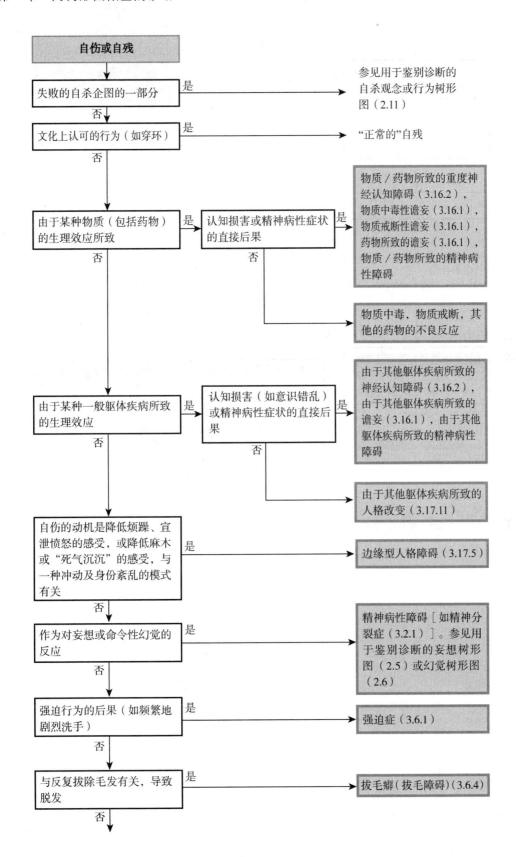

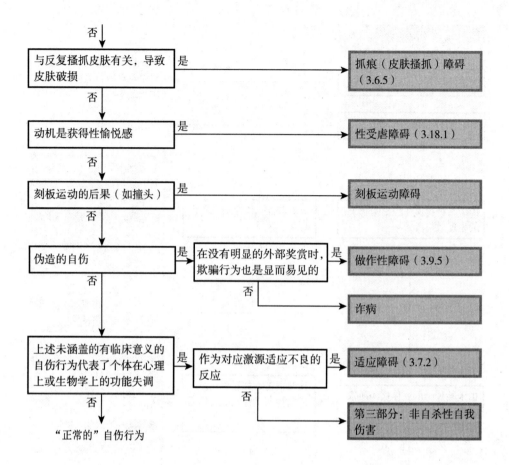

2.26　用于过度物质使用的决策树形图

许多个体可能使用物质但不存在任何需要给予 DSM-5 诊断的有临床意义的问题。然而，物质相关障碍处于最常见和损害性最大的精神障碍之列。因为与物质相关的表现在精神卫生、物质治疗和基础保健场所中都极为常见，所以在每个鉴别诊断中都要考虑到物质相关障碍。

在 DSM-5 中，术语"与物质相关"是指与滥用的毒品、药物副作用和中毒引起的状态相关的障碍。在 DSM-5 中有两种"与物质相关"的诊断：**物质使用障碍**，其描述的是一种有问题的物质使用模式，以及**物质所致的障碍**（包括**物质中毒**、**物质戒断**以及**物质/药物所致的精神障碍**），其描述的是由物质对中枢神经系统（CNS）的直接效应所致的行为综合征。通常，**物质所致的障碍**出现在伴随**物质使用障碍**的背景下，当这种情况发生时，两者都应诊断。要依据 ICD-10-CM 编码系统的要求来记录这些诊断。ICD-10-CM 从 2015 年 10 月 1 日起生效，那么就做单一的联合诊断（如重度酒精使用伴酒精戒断）。更多信息请参见 DSM-5 中用于**物质所致的障碍**的记录步骤。出于这个原因，决策树形图使用的起始决策点强调了**物质使用障碍**和**物质所致的障碍**经常共病的事实，并清楚地表明了如果存在**物质使用障碍**，同时还有物质因其对 CNS 的直接效应而引起精神症状的证据，就必须检查树形图的剩余部分以确定相应的**物质所致的障碍**的鉴别诊断。

物质中毒和**物质戒断**的特征是它们的精神病理学表现与 DSM-5 中的其他障碍相似，并且在每一种疾病的鉴别诊断中都要予以考虑（参见第一章中的步骤 2）。**物质/药物所致的精神障碍**（如物质/药物所致的精神病性障碍、物质/药物所致的双相及相关障碍等）已包括在 DSM-5 中，用于那些特定症状如妄想、幻觉或躁狂在临床表现中占主导并需要临床关注的表现。例如，几乎每个可卡因戒断的个体都会经历某种烦躁心境，并且在大多数情境下，**可卡因戒断**的诊断足矣。然而，如果个体变成了自杀性抑郁，诊断**可卡因所致的抑郁障碍**可能更合适。通常，可能有一种以上的症状（如抑郁心境和焦虑）为突出表现足以成为临床关注的焦点。在此种情境下，一般更可取的是，只给予一种物质/药物所致的诊断来表明主要症状。

物质/药物使用的精神科后遗症可以发生在四种背景下：（1）作为**物质中毒**的急性效应；（2）作为**物质戒断**的急性效应；（3）作为药物治疗的副作用，不一定与**物质中毒**或**物质戒断**有关；（4）作为一种持续的影响，即使在**物质中毒**或**物质戒断**减轻以后（在**物质/药物所致的重度或轻度神经认知障碍**和**致幻剂持续知觉障碍**中）。

由于多种病因所致的谵妄和**由于多种病因所致的重度或轻度神经认知障碍**已经包括在 DSM-5 中（也在本决策树形图中），用来强调这些疾病经常有多种交互的病因，包括物质。一个常见的（且有时致命的）错误是一旦临床工作者识别出物质是**谵妄**或者**重度或轻度神经认知障碍**的病因后，他们就认为大功告成了，因此会漏掉头部创伤或其他躯体疾病的有关作用。

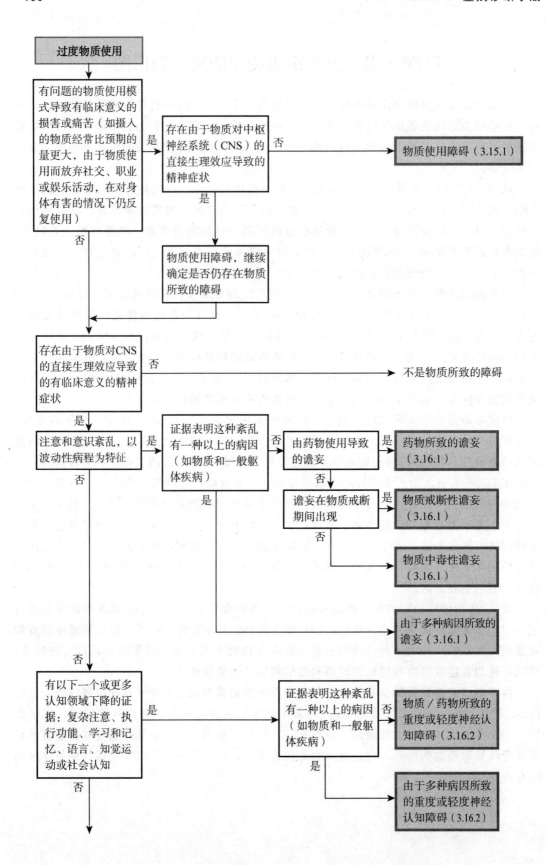

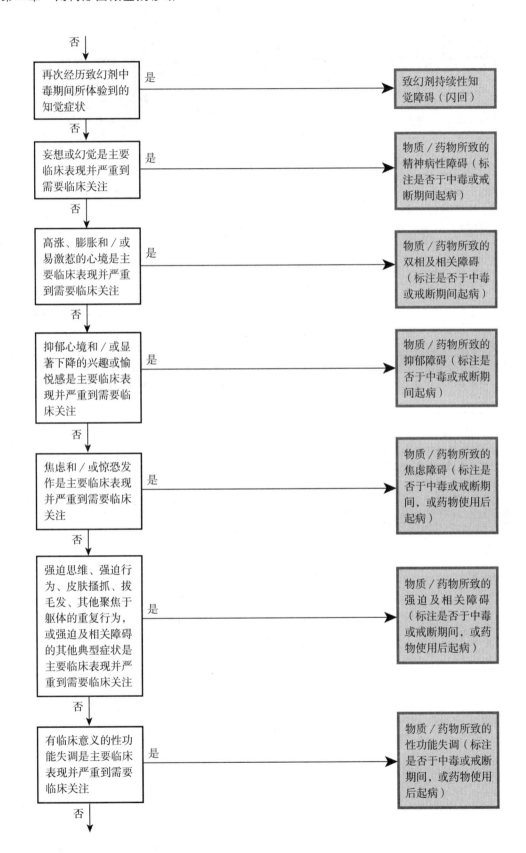

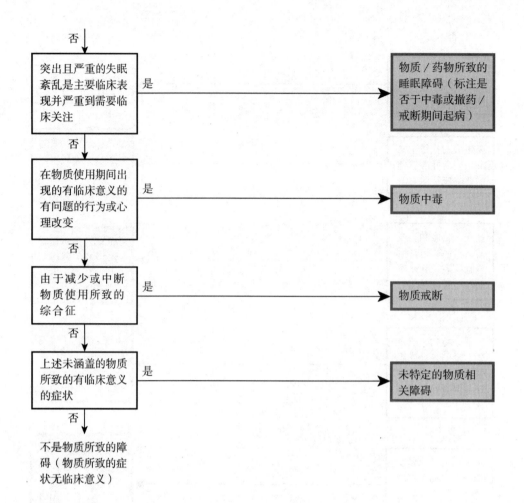

2.27　用于记忆丧失的决策树形图

记忆丧失的特征是难以构筑新的记忆和/或回忆先前的记忆。记忆功能的各个方面可以分别测试。包括（1）登记（患者在听到数字或单词后立即重复的能力）；（2）短期记忆（患者在数分钟后重复三个无关物体名称的能力）；（3）再认（经提供线索，患者检索先前遗忘的名称的能力）；（4）远期记忆（患者回忆重要个人或历史事件的能力）。该树形图中的鉴别决策关系到记忆丧失的病因是否为物质/药物使用或一般躯体疾病对中枢神经系统的直接生理效应，是否为其他精神障碍的有关特征，或是否记忆丧失是一种分离现象（如像在**创伤后应激障碍**或**分离障碍**中那样）。

记忆损害是认知损害的类型之一，它是**谵妄**和**重度或轻度神经认知障碍**的特征。**谵妄**的标志是一种波动性的意识混沌过程，以注意（即指向、聚焦、维持和转移注意的能力减弱）和意识（即对环境的定向减弱）的紊乱为特征。**谵妄**的定义还要求伴随另一种认知紊乱（可以表现为记忆损害，语言、视空间能力或知觉紊乱）。**神经认知障碍**被定义为一个或多个神经认知领域的衰退，DSM-5 将神经认知领域具体分为复杂注意、执行功能、学习和记忆、语言、知觉运动以及社交认知。虽然上述认知损害的严重度是个连续体，但DSM-5 将这个维度分成了两个类别的障碍：**重度神经认知障碍**和**轻度神经认知障碍**。**重度神经认知障碍**的特点是认知下降显著，严重到干扰了个体的独立性。在**轻度神经认知障碍**中，认知下降的严重程度仅处于"中度"水平。要做出这个诊断，必须个体、知情者或临床工作者注意到患者的认知功能有轻度的下降，同时这种下降还必须伴有认知表现受到一定损害的证据，最好通过标准化的神经心理测验或其他量化的临床评估来证明。

与物质使用相关的记忆损害可能是暂时的（像在**物质中毒**、**物质戒断**、**物质中毒性谵妄**或**物质戒断性谵妄以及其他的药物不良反应**中那样），或持续的（像在**物质/药物所致的重度或轻度神经认知障碍**中那样，它要求认知损害持续的时间超出急性中毒或戒断的通常期限）。

记忆损害也是许多精神障碍的一种常见伴随特征。例如，发生在**重性抑郁发作**背景下的记忆损害可能非常严重，以致于类似一个不可逆的痴呆过程。经常，只有在记忆损害经过抗抑郁药治疗后获得缓解时，才能明确没有共病的**重度神经认知障碍**。患者服用的药物（如锂盐）也可能引起记忆问题，由此这种鉴别就更为复杂。

分离是通常整合意识、记忆、身份或环境感知的功能出现中断。记忆丧失，特别对于创伤性事件，是**分离性遗忘症**和**分离性身份障碍**以及**创伤后应激障碍**和**急性应激障碍**的特征。尤其当个体暴露于对躯体和心理均有创伤的事件时（如车祸），很难理清记忆丧失是对此事件的心理反应还是由于对大脑的直接损伤导致。此外，特别在司法情境中，谎称记忆丧失可以用来推脱责任。在这种情况下，诊断为**做作性障碍**或**诈病**，当即使在没有明显外部奖赏的情况下，伪装的记忆丧失仍然显而易见时，就诊断为**做作性障碍**，否则，诊断为**诈病**（不被认为是一种精神障碍）。

还应注意，几乎人人都希望自己的记忆能比实际的更好，而且随着人们年龄增长并逐渐难以掌控自己的记忆，这种渴望通常变得越发令人伤感。在考虑本决策树形图上的障碍以前，必须确定记忆丧失严重到具有临床意义，并且比鉴于个体先前记忆功能和年龄常模的预期水平更为严重。

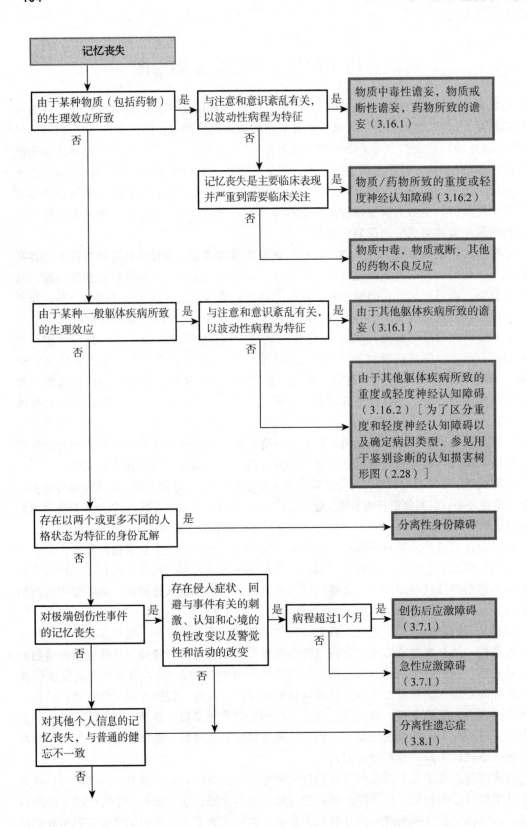

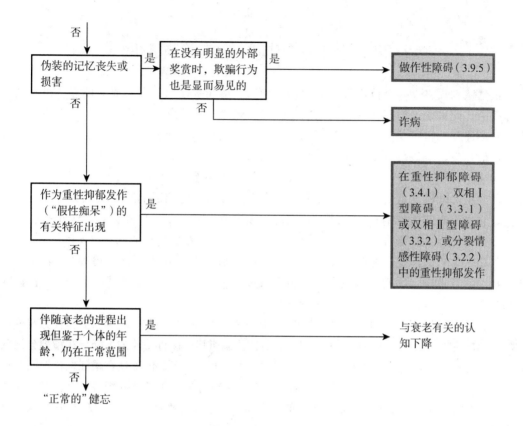

2.28 用于认知损害的决策树形图

虽然认知损害是一个范围很广的术语，可以包括几乎任何认知功能的损害，在该决策树形图中，此术语是指罗列在**重度或轻度神经认知障碍**的诊断标准中的某个认知领域的损害：复杂注意、执行功能、学习和记忆，语言、知觉运动，或社会认知。如果认知损害局限于记忆丧失，应该参考用于记忆丧失的决策树形图（2.27）来鉴别诊断。

用来定义**谵妄**综合征的认知损害模式相当特异。**谵妄**的标志是一种以注意（即指向、聚焦、维持和转移注意的能力减弱）和意识（即对环境的定向减弱）的紊乱为特征的意识混沌，它在短时间内发生并且病情每日波动。**谵妄**的定义还要求伴随另一种认知紊乱（可以表现为记忆损害、语言、视空间能力，或知觉）。一旦**谵妄**综合征成立，实际的 DSM-5 诊断就要依据病因而定；**谵妄**可能由于多种病因（**由于多种病因所致的谵妄**），某种物质或药物的生理效应（**物质中毒性谵妄、物质戒断性谵妄、药物所致的谵妄**），或一般躯体疾病的生理效应（**由于其他躯体疾病所致的谵妄**）导致。

显著的认知损害还可出现在各种精神障碍中。虽然认知损害不是一种鲜明的**精神分裂症**症状，但认知症状，尤其是陈述性和工作记忆、语言功能和其他执行功能的下降，在**精神分裂症**中相当常见并且是引起长期功能受损的主要因素。类似地，许多个体虽然在**躁狂发作**期间对自己的认知能力倍感自信，但在心境发作的间期，他们可能存在显著的认知损害，这会对长期功能造成负面的影响。**抑郁障碍**，如**重性抑郁障碍**和**持续性抑郁障碍（恶劣心境）**，其特征是思考或集中注意力的能力下降，在某些情况下，严重到类似于一种痴呆性疾病（"假性痴呆"）。注意力集中困难在**经前期烦躁障碍**的烦躁周期中很常见，也是**创伤后应激障碍、急性应激障碍**和**广泛性焦虑障碍**的症状表现。注意力不集中和随境转移是**注意缺陷/多动障碍**的鲜明特征。因为**重度或轻度神经认知障碍**仍有可能与以上这些疾病共病，所以如果该精神障碍不能解释所有的认知症状，决策树形图就会引导临床工作者继续向下移动到**神经认知障碍**的部分。

神经认知障碍分成重度和轻度神经认知障碍并依据病因来分型。对它们的区分要基于个体是存在严重的认知功能损害，干扰了独立性（即**重度神经认知障碍**），还是存在一定的功能下降，尚未严重到干扰日常活动的独立性（即**轻度神经认知障碍**）。由于**重度神经认知障碍**的临床重要性相对更为显著，所以本决策树形图提供的决策点仅用于确定该状况的病因类型。同样的决策点也适用于确定**轻度神经认知障碍**的病因类型。

与**谵妄**的情况一样，如果**重度神经认知障碍**的病因要素不止一种，则诊断为**由于多种病因所致的重度神经认知障碍**。否则，决策点就用于确定各种不同的特定躯体病因，从帕金森病开始，然后是创伤性脑损伤、HIV 感染、亨廷顿氏病、朊病毒病（如疯牛病）、额颞叶变性（如皮克氏病）、路易体病、血管性疾病以及阿尔茨海默病。这些病因（即帕金森病、额颞叶变性、路易体病、血管性疾病、阿尔茨海默病）必须基于特定的诊断标准进一步明确为是"可能的"还是"可疑的"。如果由其他的躯体病因导致**重度神经认知障碍**（如多发性硬化症），则诊断为**由于其他躯体疾病所致的重度神经认知障碍**。最后，如果**重度神经认知障碍**是由某种物质的生理效应所致，其持续时间超出急性中毒或戒断的期限，则诊断为**物质/药物所致的重度神经认知障碍**。如果**重度或轻度神经认知障碍**的病因无法确定，那么诊断为**未特定的神经认知障碍**。

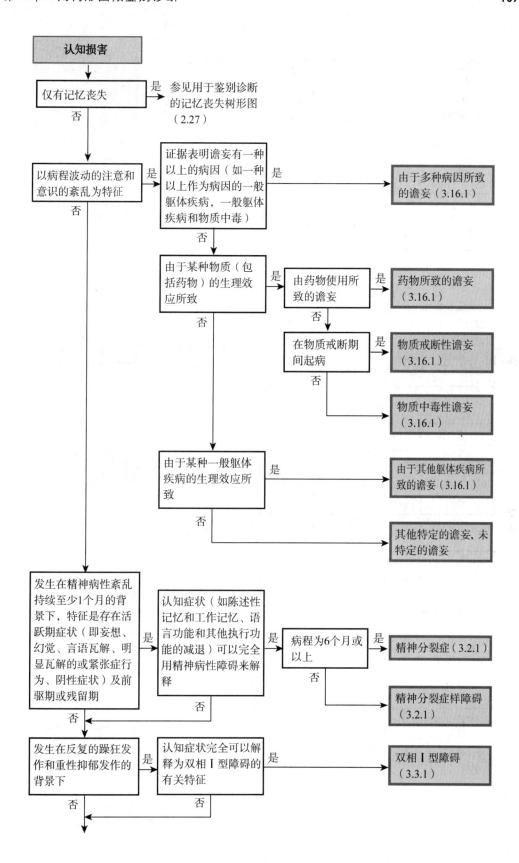

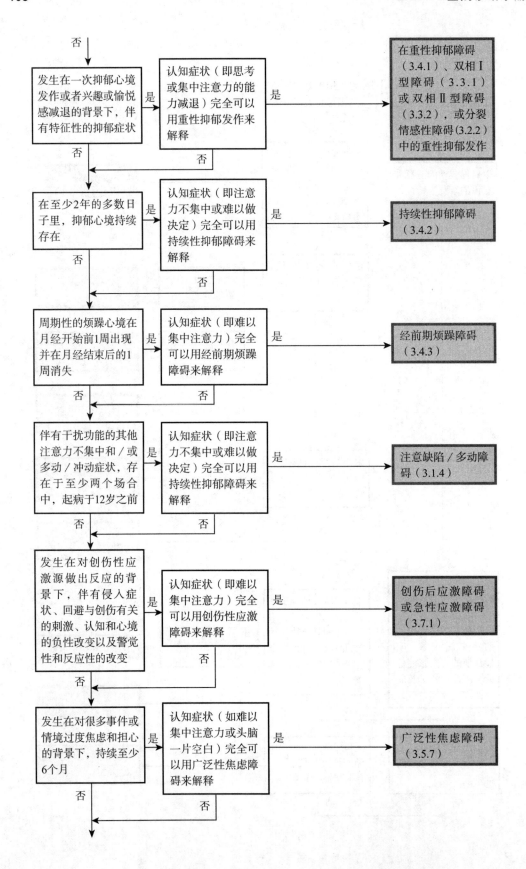

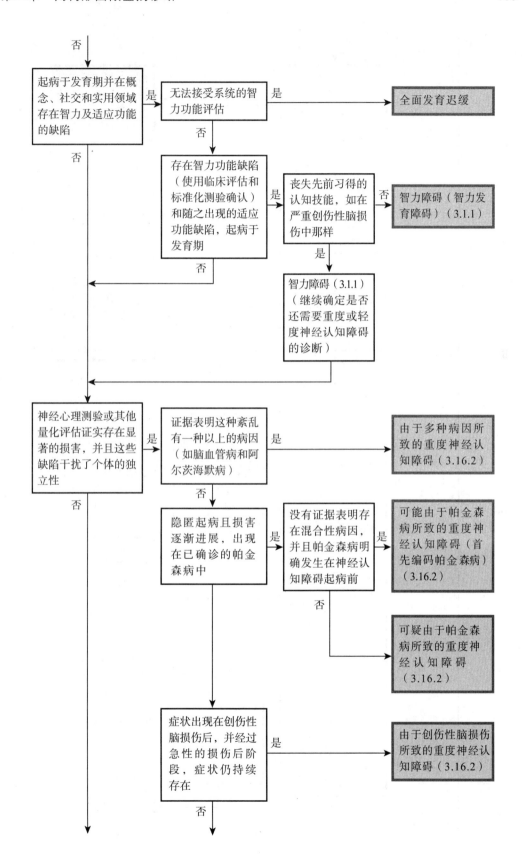

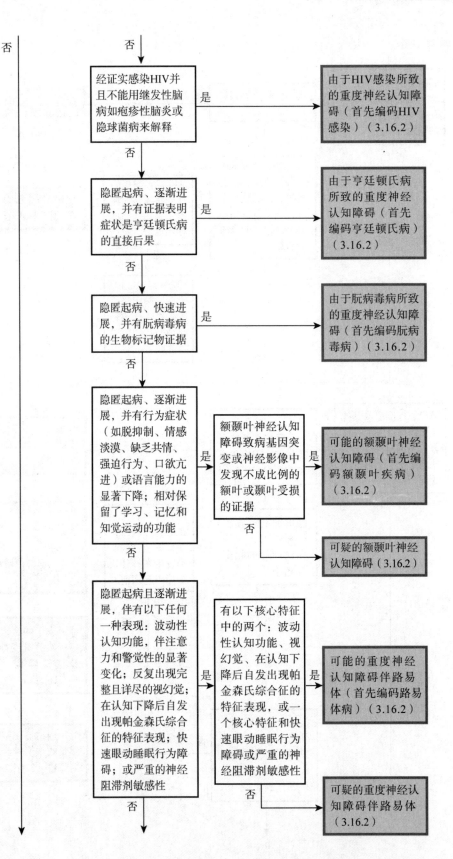

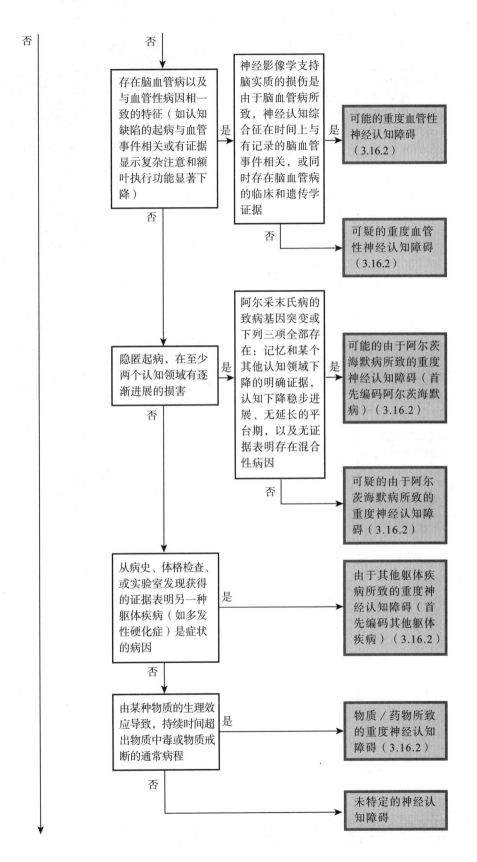

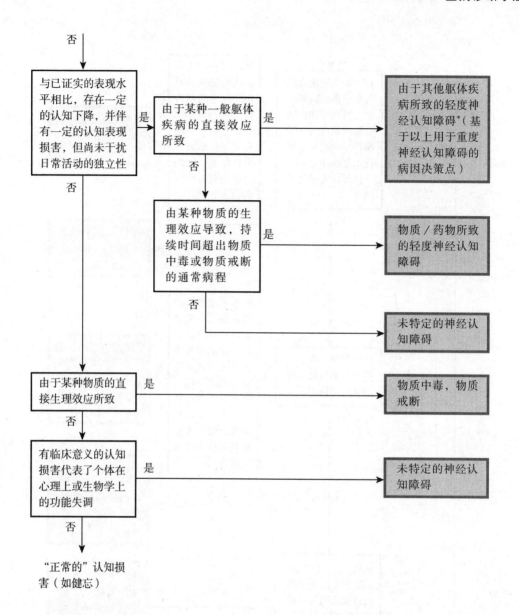

2.29　用于躯体疾病作为病因的决策树形图

在评估每位患者时，一个关键的步骤就是考虑症状是否可能由一般躯体疾病的直接生理效应所致（参见第一章的步骤3）。事实上，精神症状有时是一个尚未诊断的一般躯体疾病的最初先兆。确定导致精神病理表现的一般躯体疾病，其治疗意义是显而易见的，因为对一般躯体疾病的治疗固然重要而且经常会使精神症状获得缓解。

并非每个由一般躯体疾病引起的行为症状均要诊断为**由于其他躯体疾病所致的精神障碍**。当然，大多数患者由于一般躯体疾病而经历焦虑、悲伤、疲乏或夜间失眠，但他们并没有涵盖于此决策树形图中的精神障碍。只有当症状严重且迁延到需要临床关注时，才应考虑该树形图中的障碍。由于一般躯体疾病所致的精神表现通常是分类系统中多个章节之症状的混合（如抑郁、焦虑和睡眠）。在大多数情况下，临床工作者选择的诊断要能反映最突出的症状表现。

在DSM-5中（和本树形图中）包括**由于多种病因所致的谵妄**，以强调这些状况经常有多种交互作用的病因。此外，用来治疗一般躯体疾病的药物经常有行为上的副作用，这种副作用有可能与原发的精神症状和一般躯体疾病本身的精神表现相混淆。这种情况在老年个体中尤为常见，他们可能服用多种不同的药物且代谢（或排泄）药物的能力降低。

重度和轻度神经认知障碍，尤其当持续存在时，最常由一般躯体疾病导致并要基于特定的躯体病因来分型。对它们的区分要基于个体是存在严重的认知功能损害，干扰了独立性（即**重度神经认知障碍**），还是存在一定的功能下降，尚未严重到干扰日常活动的独立性（即**轻度神经认知障碍**）。由于**重度神经认知障碍**的临床重要性相对更为显著，所以本决策树形图提供的决策点仅用于确定该状况的病因类型。同样的决策点也适用于确定**轻度神经认知障碍**的病因类型。

最后，当交流或记录本树形图中的诊断时，应该记录作为病因的一般躯体疾病的实际名称，而不是通用术语"由于其他躯体疾病"［如293.83（F06.32）**由于甲状腺功能减退所致的抑郁障碍，伴重性抑郁样发作**］。此外，在诊断报告表中在由于其他躯体疾病所致的精神障碍之前，务必要列出（并编码）作为病因的一般躯体疾病［如244.9（E03.9）**甲状腺功能减退**；293.83（F06.32）**由于甲状腺功能减退所致的抑郁障碍，伴重性抑郁样发作**］。

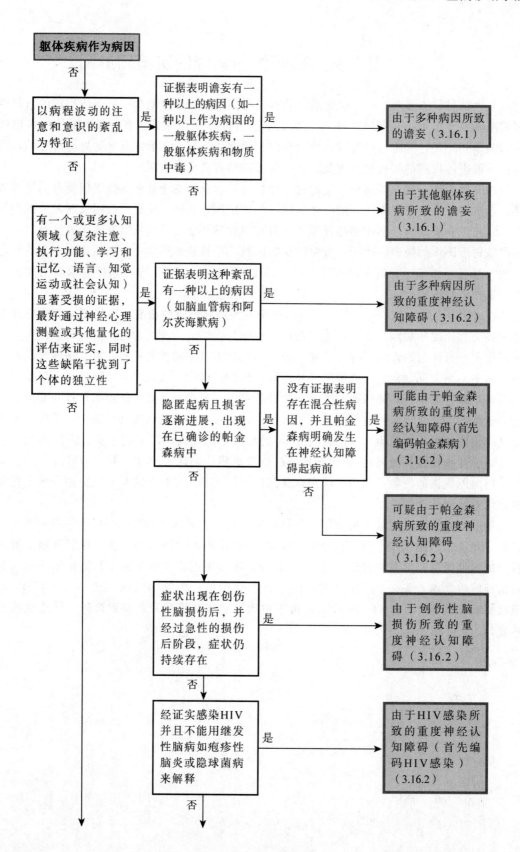

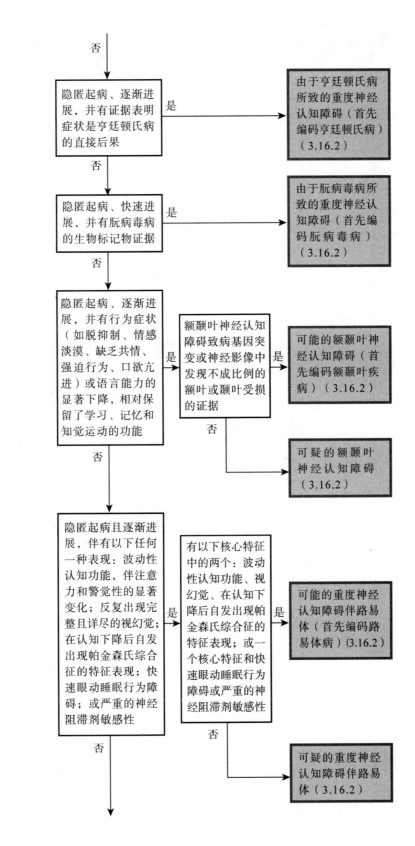

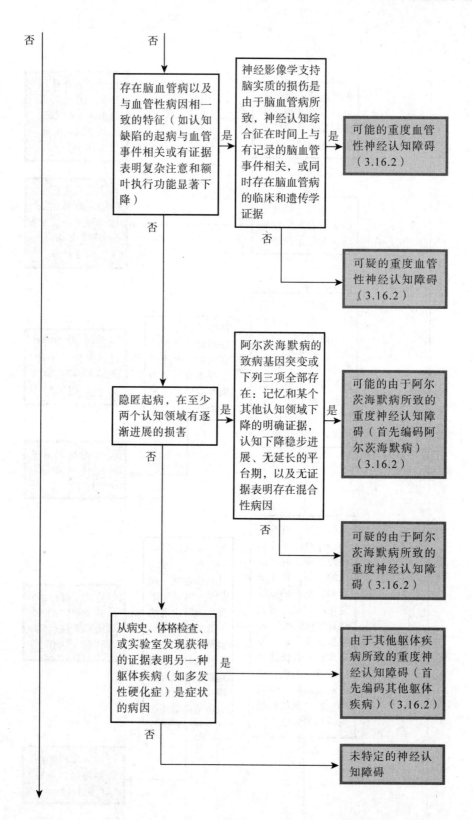

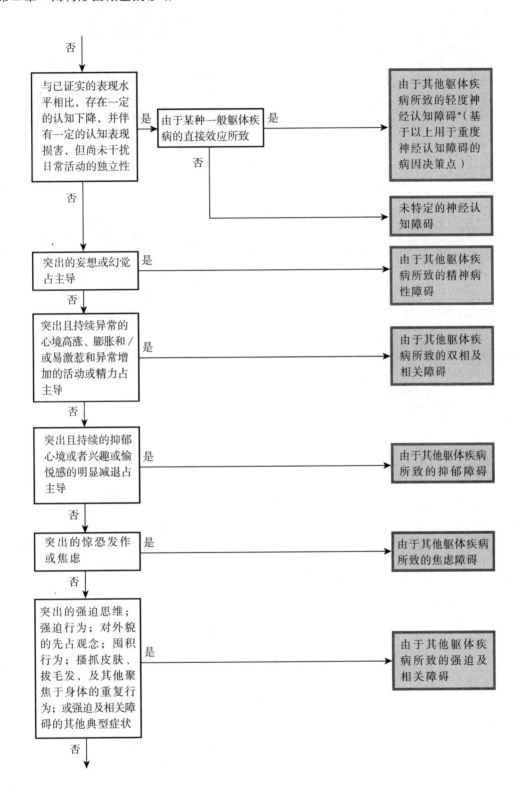

---

　　* 为了简洁起见，确定**轻度神经认知障碍**各种病因类型的特定决策点已从该决策树形图中省略。请回顾用于确定**重度神经认知障碍**各种病因类型的决策点并参考 DSM-5 诊断标准。

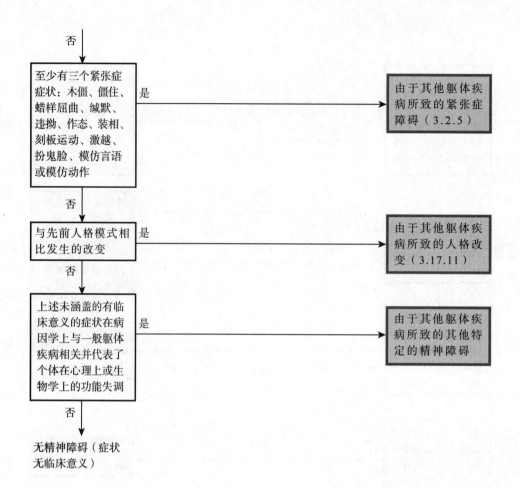

第三章　用表格做鉴别诊断

第二章中的 29 个决策树形图使用主诉症状作为鉴别诊断的起点，相比之下，在本章中 66 个鉴别诊断表格的切入点是 DSM-5 障碍本身。虽然基于对患者的完形而快速达到诊断的做法存在隐患，即临床工作者会过早地忽略其他同样合理的可能诊断，但这或许是有经验的临床工作者最常使用的方法。为了确保诊断实际最适合患者的临床表现，以障碍为导向的鉴别诊断表格能够提供一份全面的 DSM-5 障碍清单，这些障碍与初始诊断有相同的重要特征，因此需要予以考虑和排除。

第一步是定位与某个初始诊断（或多个诊断，如果最初可能有多个诊断）相对应的鉴别诊断表格（一个或多个）。在本引言结尾处的目录里，按照 DSM-5 的诊断类别对鉴别诊断表格进行分组，这样更容易找到相关的鉴别诊断表格。（在本手册的结尾，还有一个鉴别诊断表格的字母顺序索引）。在本章节中，每个以障碍为导向的鉴别诊断表格均包含两栏。在每个表格中，左边的首个条目概括了索引障碍的定义，以便于和表格中的其他障碍相鉴别。左边罗列的障碍（或非病理性状况）与索引障碍有共同的诊断特征，因而在对索引障碍进行鉴别诊断时需要考虑和排除。对于每个这样的障碍或非病理性状况，右边的条目均指出了它与索引障碍相鉴别的诊断特征。例如，**分离焦虑障碍**的鉴别诊断表格（表 3.5.1）包括**场所恐怖症**，因为**分离焦虑障碍**和**场所恐怖症**有共同的诊断特征即焦虑和回避，这表明了如果临床工作者依据临床表现准备做出**分离焦虑障碍**的诊断时，**场所恐怖症作为一种可能的诊断**也应在考虑之列。右边的对应条目解释了如何鉴别**分离焦虑障碍**与**场所恐怖症**，即"（场所恐怖症）的特征是担心在某些地方或情境中出现惊恐样症状或其他失能症状时难以逃脱而被困住或无能为力。在**分离焦虑障碍**中，恐惧的焦点是与主要依恋对象的分离。

有时其他障碍与索引障碍所共同的诊断特征并非一目了然，然而这种诊断特征可以表明其他障碍在鉴别诊断表格中存在的合理性。在这种情况下，右边条目就从陈述公认的共同诊断特征开始。例如，**回避/限制性摄食障碍**（ARFID）的鉴别诊断表格（表 3.10.1）包括**自闭症谱系障碍**，鉴于限制性进食行为并非**自闭症谱系障碍**定义的一部分，这似乎难以理解。因此，右边条目首先指出**自闭症谱系障碍**"可能以刻板的进食行为和感官敏感性升高为特征"，这也是 ARFID 的一个特征，然后接着指出"这通常不会引起 ARFID 诊断所要求的损害水平"来鉴别这两种障碍。

在某些表格中多种障碍被归为一组，用来减少鉴别诊断表格的数目。在有些表格中，例如表 3.2.1 **精神分裂症**或**精神分裂症样障碍**和表 3.7.1 **创伤后应激障碍**或**急性应激障碍**，这些障碍被归在一起，因为除了病程（病程特征记录在补充的注脚里）以外，它们几乎共享所有相同的诊断特征并共用相同的鉴别诊断清单。在其他表格中，把某个诊断分组中的所有障碍看成一种障碍，只提供一个鉴别诊断表格，例如表 3.1.2 **交流障碍**。在这种类型的表格中，如果鉴别诊断清单中的某个障碍只与诊断分组中的一个障碍相关，就用补充性质的短语对鉴别诊断清单中的这个障碍进行标示。例如，在表 3.1.2 中，虽然罗列的大多数鉴别诊断条目适用于所有交流障碍，但**自闭症谱系障碍**的条目仅适用于**社交（语用）交流障碍**。因此，把短语"[区别于**社交（语用）交流障碍**]"补充在**自闭症谱系障碍**所在的行里，以表明此区别仅适用于**自闭症谱系障碍**。

临床工作者应该记住一些关于表格使用的注意事项。第一，虽然表格的条目聚焦于障碍之间的鉴别特征，但考虑到只有一小部分 DSM-5 障碍（如**双相Ⅰ型障碍**与**重性抑郁障碍**）在定义上是相互排斥的，所以共病诊断是一种默认的情况。因而，除非另行表述，如果同时完全符合索引障碍和表格中某个障碍的诊断标准，两者均应诊断。

第二，虽然鉴别诊断表格没有包括相关的其他特定和未特定类别，但在每个障碍的鉴别诊断中它们仍是重要的考虑因素。每个有经验的临床工作者都认识到，实践的复杂性指出许多症状都不能完全符合被简要定义的 DSM-5 障碍。许多患者没有表现出一个清晰的临床相，很难接近 DSM-5 诊断标准所描述的典型障碍。相反，患者的临床特征经常处于不同诊断标准之间的边界上或者同时符合多种可能相关的障碍的诊断标准。关键是要认识到边界患者其实就是边界患者，而不应将其硬塞进一个并不适合的诊断中。此类患者可能需要连续的治疗试验来帮助澄清最恰当的诊断和治疗计划。

第三，鉴别诊断表格倾向于聚焦跨界的症状表现，因为这些表现最容易被定义和评估。其他可能有助于指导鉴别诊断的因素包括患者的既往史、精神病理的家族史，病程、生物检查结果，以及对先前治疗的反应。特别在存疑的案例中，这些因素均可能对鉴别诊断起到决定性的作用。

以 DSM-5 诊断类别分组的鉴别诊断表格

神经发育障碍

3.1.1　智力障碍（智力发育障碍）

3.1.2　交流障碍

3.1.3　自闭症谱系障碍

3.1.4　注意缺陷/多动障碍

3.1.5　特定学习障碍

3.1.6　抽动障碍

精神分裂症谱系及其他精神病性障碍

3.2.1　精神分裂症或精神分裂症样障碍

3.2.2　分裂情感性障碍

3.2.3　妄想障碍

3.2.4　短暂精神病性障碍

3.2.5　未特定的紧张症

双相及相关障碍

3.3.1　双相Ⅰ型障碍

3.3.2　双相Ⅱ型障碍

3.3.3　环性心境障碍

续表

以 DSM-5 诊断类别分组的鉴别诊断表格

抑郁障碍

3.4.1　重性抑郁障碍

3.4.2　持续性抑郁障碍（恶劣心境）

3.4.3　经前期烦躁障碍

3.4.4　破坏性心境失调障碍

焦虑障碍

3.5.1　分离焦虑障碍

3.5.2　选择性缄默症

3.5.3　特定恐怖症

3.5.4　社交焦虑障碍（社交恐怖症）

3.5.5　惊恐障碍

3.5.6　场所恐怖症（广场恐怖症）

3.5.7　广泛性焦虑障碍

强迫及相关障碍

3.6.1　强迫症

3.6.2　躯体变形障碍

3.6.3　囤积障碍

3.6.4　拔毛癖（拔毛障碍）

3.6.5　抓痕（皮肤搔抓）障碍

创伤及应激相关障碍

3.7.1　创伤后应激障碍或急性应激障碍

3.7.2　适应障碍

分离障碍

3.8.1　分离性遗忘症

3.8.2　人格解体/现实解体障碍

躯体症状及相关障碍

3.9.1　躯体症状障碍

3.9.2　疾病焦虑障碍

3.9.3　转换障碍（功能性神经症状障碍）

3.9.4　影响其他躯体疾病的心理因素

3.9.5　做作性障碍

喂食和进食障碍

3.10.1　回避性/限制性摄食障碍

3.10.2　神经性厌食

3.10.3　神经性贪食

3.10.4　暴食障碍

以 DSM-5 诊断类别分组的鉴别诊断表格

睡眠-觉醒障碍

3.11.1　失眠障碍

3.11.2　嗜睡障碍

性功能失调

3.12.1　性功能失调

性别烦躁

3.13.1　性别烦躁

破坏性、冲动控制及品行障碍

3.14.1　对立违抗障碍

3.14.2　间歇性暴怒障碍

3.14.3　品行障碍

物质相关及成瘾障碍

3.15.1　物质使用障碍

3.15.2　赌博障碍

神经认知障碍

3.16.1　谵妄

3.16.2　重度或轻度神经认知障碍

人格障碍

3.17.1　偏执型人格障碍

3.17.2　分裂样人格障碍

3.17.3　分裂型人格障碍

3.17.4　反社会型人格障碍

3.17.5　边缘型人格障碍

3.17.6　表演型人格障碍

3.17.7　自恋型人格障碍

3.17.8　回避型人格障碍

3.17.9　依赖型人格障碍

3.17.10　强迫型人格障碍

3.17.11　由于其他躯体疾病所致的人格改变

性欲倒错障碍

3.18.1　性欲倒错障碍

神经发育障碍

3.1.1 智力障碍（智力发育障碍）的鉴别诊断

智力障碍，其特征是存在智力功能的全面缺陷（如推理、问题解决、计划、抽象思维、判断、学业学习和从经验中学习）并且适应功能的缺陷导致未能达到在个人独立性和社会责任方面的发育水平和社会文化标准，必须区别于……

相对于**智力障碍**……

特定学习障碍

特征是局限于某一特定学业成绩领域的损害（如，阅读、拼写、书面表达、算术计算、数学推理）。没有智力和适应行为的缺陷。

交流障碍〔即语言障碍、语音障碍、童年起病的言语流畅障碍（口吃）、社交（语用）交流障碍〕

特征是局限于言语或语言问题的损害。没有智力和适应行为的缺陷。

自闭症谱系障碍

定义为存在社交交流和社交互动上的持续缺陷，伴有受限、重复的行为、兴趣或活动模式。虽然智力障碍可能有社交交流技能的损害，但在其他智力技能上同样有缺陷。智力障碍常与自闭症谱系障碍共病，且如果两者的诊断标准都符合，均应诊断。

重度神经认知障碍

特征是在一个或多个认知领域如执行功能、学习、记忆和语言，与先前的表现水平相比存在显著的认知下降。如果智力和适应缺陷出现在发育期，重度神经认知障碍和智力障碍均可诊断。

边缘智力功能

特征是较轻的智力损害（通常智商在 70 左右）或如果有明显的智力损害（如，智商低于 70）但适应功能没有问题。

3.1.2 交流障碍的鉴别诊断

交流障碍〔即语言障碍、语音障碍、童年起病的言语流畅障碍（口吃）、社交（语用）交流障碍〕必须区别于……	相对于交流障碍……
智力障碍（智力发育障碍）	涉及智力功能的总体损害，而不是只有语言损害。如果语言问题超出通常与**智力障碍**有关的程度，也可诊断为**交流障碍**。
与听力损害、神经系统缺陷（如，获得性癫痫失语综合征）、运动障碍（如构音障碍）或结构缺陷（如腭裂）相关的交流困难	归因于听力损害、神经系统缺陷、运动障碍或结构缺陷，且没有超出感觉或言语-运动缺陷的预期程度。如果交流上的问题超出了通常与这些缺陷或障碍有关的程度，就可诊断为交流障碍。
选择性缄默症	特征是在某些场合（如，在学校，与陌生人一起）言语缺乏，然而儿童在"安全"的场合（如，在家里）可以正常讲话。某些患**交流障碍**的儿童因为对其言语缺陷感到难堪而发展出**选择性缄默症**。
抽动秽语综合征（区别于**童年起病的言语流畅障碍**）	特征是发声抽动且重复性发声，在性质和节奏上不同于**童年起病的言语流畅障碍**的重复性声音，其特征是单词的断裂（即在单词内停顿）、有声或无声的阻断（即言语中有内容或无内容的停顿）、迂回的说话（即单词替代以回避疑难单词）、单词生成伴有过度的躯体紧张，以及单音节完整单词的重复（如，"我——我——我——我看见他"）。
自闭症谱系障碍〔区别于**社交（语用）交流障碍**〕	特征是除社交缺陷以外，还有受限、重复的行为、兴趣或活动模式，然而在**社交（语用）交流障碍**中，没有受限、重复的行为、兴趣或活动模式。
社交焦虑障碍（社交恐怖症）〔区别于**社交（语用）交流障碍**〕	特征是由于对社交互动感到焦虑、害怕或痛苦，从而不能使用发展适当的社交交流技能。在**社交（语用）交流障碍**中，这些技能从未存在过。
幼儿中的正常流畅性失调或构音困难	是发育适当的。

3.1.3　自闭症谱系障碍的鉴别诊断

自闭症谱系障碍，其特征是在多种情形下，存在持续的社交交流和社交互动的缺陷，伴有受限、重复的行为、兴趣或活动模式，必须区别于……	相对于**自闭症谱系障碍**……
雷特氏障碍（Rett's Disorder）	包括在神经系统的退行期（即在 1 岁和 4 岁之间），出现社交互动的扰乱，还表现为头部生长变慢、手部运动的丧失和协调性差。
精神分裂症	童年起病的**精神分裂症**通常发生在正常或近乎正常的发育期之后。**精神分裂症**的前驱状态可包括社交损害和不寻常的兴趣及信念，这可能与**自闭症谱系障碍**中的社交缺陷相混淆。幻觉和妄想，是**精神分裂症**的特征，未见于**自闭症谱系障碍**。
选择性缄默症	特征是早期发育正常，并且在特定的"安全"环境和场合中（如，与父母在家里），社交交流功能恰当。
语言障碍	特征是在社交互动上没有质的损害，且个体兴趣和行为的广度并不受限。
社交（语用）交流障碍	特征是存在社交交流和社交互动的损害，没有**自闭症谱系障碍**所特有的受限和重复的行为或兴趣。
智力障碍（智力发育障碍）	涉及智力功能的广泛损害；社交交流技能的水平和其他智力技能之间无差异。当社交交流和互动相对于个体的非言语技能发育水平有显著损害时，将有**智力障碍**的患者诊断为**自闭症谱系障碍**是恰当的。
刻板运动障碍	发生在没有社交互动和语言发育损害的情况下。如果刻板动作是**自闭症谱系障碍**的一部分，通常不诊断**刻板运动障碍**；然而，当刻板动作引起自伤并成为治疗的焦点时，两种诊断可能都是恰当的。

3.1.4　注意缺陷/多动障碍的鉴别诊断

注意缺陷/多动障碍（ADHD），其特征是有注意力不集中、多动及冲动等症状，这些症状与发育水平不相符并负面影响社交和学业/职业活动，必须区别于……

好动儿童中的合乎规范的行为

刺激不足的环境

对立违抗障碍

间歇性暴怒障碍

品行障碍

刻板运动障碍

特定学习障碍

智力障碍（智力发育障碍）

自闭症谱系障碍

相对于**注意缺陷/多动障碍**……

与发育水平相一致。

导致与无聊相关的注意力不集中。

可能因拒绝顺从他人的要求而抵制工作或学校任务，伴消极、敌意和违抗。然而在 ADHD 中，对上学或要求脑力的任务感到厌恶是由难以维持脑力劳动、记不住指令以及冲动性导致的。

也以高水平的冲动行为为特征，但与 ADHD 不一样，存在严重攻击他人的发作。如果反复的冲动性攻击的爆发超出 ADHD 的常见水平且需要独立的临床关注，就要额外诊断**间歇性暴怒障碍**。

可能以高度的冲动性为特征，但同时还有反社会的行为模式。

以重复的运动行为为特征，可能类似于 ADHD 中增多的运动行为。然而与 ADHD 相比，其运动行为通常是固定且重复的（如，身体摇晃、咬自己），但 ADHD 中的烦躁和坐立不安通常是泛化的。

由于挫折、缺乏兴趣或能力有限，可能有注意力不集中的行为。然而，在有**特定学习障碍**但无 ADHD 的个体中，注意力不集中对学业之外的事情没有损害。

儿童处于与其智力能力不相符的学业场所时，可能出现注意力不集中、多动和冲动的症状。有**智力障碍**但无 ADHD 的个体在非学业任务中没有症状。在有**智力障碍**的个体中，诊断 ADHD 需要注意力不集中或多动对于个体的心理年龄来说是过度的。

可能由于社交交流上的缺陷出现社交脱离和社交隔离，也可能由于不能忍受事件预期进程的改变而发脾气，而 ADHD 中的社交功能失调和同伴排斥与注意力不集中和多动症状相关，且行为不当和发脾气与冲动或自控力差相关。

3.1.4　注意缺陷/多动障碍的鉴别诊断

脱抑制社会参与障碍	特征是社交脱抑制，而不是全部的 ADHD 症状群。患**脱抑制社会参与障碍**的儿童还有缺乏照料的极端病史。
破坏性心境失调障碍	以普遍的易激惹和无法忍受挫折为特征。鉴于大多数患**破坏性心境失调障碍**的儿童和青少年也存在符合 ADHD 诊断标准的症状，可以做此额外诊断。
焦虑障碍	特征可能是由于害怕、担心和思维反刍出现注意力不集中的症状。在 ADHD 中，注意力不集中是由于被外部刺激或新鲜的活动吸引或沉湎于有趣的活动。
重性抑郁障碍	可能以无法集中注意力为特征；但注意力差只在**重性抑郁发作**期间表现突出。
双相Ⅰ型和双相Ⅱ型障碍	特征可能是活动增多、注意力差、冲动性增加和随境转移，但这些特征是发作性的，一次只出现数天至数周。此外，这些症状伴有心境高涨或易激惹、夸大和其他特定的双相特征。虽然患 ADHD 的个体可能在同一天内表现出明显的心境变化，但这种不稳定性不同于**躁狂**或**轻躁狂发作**，其要成为**双相Ⅰ型**或**双相Ⅱ型障碍**的临床指征必须是持续的且维持至少一周（或对于**轻躁狂发作**是 4 天）。
边缘型、反社会型和自恋型人格障碍	共享的特征有无条理性、社交侵入、情绪失调和认知失调。根据存在其他适应不良的特征如自伤、反社会行为、害怕被抛弃和缺乏同理心，可以将这些障碍与 ADHD 进行区分。如果同时符合 ADHD 和某种**人格障碍**的诊断标准，两者均可诊断。
药物所致的 AHDH 症状	特征是由药物引起的注意力不集中、多动或冲动症状〔如，支气管扩张剂、异烟肼、神经阻滞剂（导致静坐不能）、甲状腺素替代药物〕且停药时缓解。如果症状仅出现在药物使用期间，则不诊断为 ADHD。
神经认知障碍	可能以类似于 ADHD 中的认知损害为特征；可通过**神经认知障碍**通常起病年龄更晚来区分。

3.1.5　特定学习障碍的鉴别诊断

特定学习障碍，其特征是在学习和使用学业技能（如，阅读、拼写、书面表达、算术计算、数学推理）上存在困难，必须区别于……	相对于**特定学习障碍**……
学业成绩的正常变异	对需要这些学业技能的学业成绩、职业表现或日常起居活动不造成有临床意义的干扰；受影响的学业技能没有本质上并可量化地低于依据个体生理年龄的预期水平（基于恰当的标准化评估）；或使用针对困难的干预措施，困难随之减少。
由于缺少机会、师资差或用第二语言学习导致的学业表现差	代表个体之外的因素，因而不能表明某种内部的功能失调。为了合理诊断**特定学习障碍**，学习困难必须在教育机会充足、接受与同龄群体一样的指导并且能够理解授课语言的情况下持续存在。
由于视力或听力受损或其他神经系统缺陷导致的学业表现差	鉴于感觉或神经系统缺陷的性质，学业表现处于预期水平。如果学业困难不足以用感觉或神经系统缺陷来解释，仍可诊断**特定学习障碍**。
智力障碍（智力发育障碍）	由智力功能的总体损害组成，不限于某个特定的学业技能。只要学习困难超出通常与**智力障碍**有关的程度，**特定学习障碍**就能与**智力障碍**一同诊断。
自闭症谱系障碍	包括持续的社交交流和社交互动上的缺陷，伴有受限、重复的行为、兴趣或活动模式；这些缺陷和模式并不局限于某个特定的学业技能。
交流障碍	涉及不限于特定学业技能的言语或语言技能的损害，如阅读或写作。
重度神经认知障碍	困难表现为与原先状态相比的明显下降，而在**特定学习障碍**中，困难只出现在发育期，且不代表先前习得技能的丧失。
注意缺陷/多动障碍	特征是由于注意力不集中、多动和/或冲动，在运用学业技能时表现出困难，而不是学习学业技能时有特定的困难。
精神分裂症	有关的学业和认知加工困难可能经常导致在青少年或成年早期出现学业功能的快速下降，而**特定学习障碍**中的学习困难在小学阶段当儿童被要求学习阅读、拼写、写作和算术时就变得明显。

3.1.6　抽动障碍的鉴别诊断

抽动障碍［即**抽动秽语障碍**、**持续性（慢性）运动**或**发声抽动障碍**、**暂时性抽动障碍**］，其特征是突然、快速、反复、无节律的运动或发声，必须区别于……	相对于**抽动障碍**……
与神经系统或其他躯体疾病有关的**舞蹈样运动**	特征是快速、随机、反复、突然、不规律、不可预测、非刻板性的动作，通常为双侧并影响身体各部分（即面部、躯干和肢体）。
与神经系统或其他躯体疾病有关的**肌张力障碍运动**	特征是主动肌和拮抗肌的同时持续收缩，导致姿势扭曲或部分躯体运动。
肌阵挛	特征是突然的单向运动，通常是无节律的，可以由运动加重并在睡眠期间出现。**肌阵挛**可通过其快速、缺乏可抑制性且没有先兆冲动的特点与抽动相鉴别。
由物质或药物所致的抽动	在停用物质或药物（如，兴奋剂）时缓解，并诊断为**未特定的物质相关障碍**或**其他药物所致的运动障碍**。
刻板运动障碍，或**自闭症谱系障碍**中的刻板行为	特征是无功能的、通常有节律的、似乎受到驱使的行为，一般比抽动更复杂。
强迫症中的强迫行为	作为对强迫思维的回应或按照机械的应用规则而发生。
精神分裂症	特征可能是紊乱的或怪诞的发声或行为，伴有其他典型的症状（如，妄想、阴性症状）并具有典型的病程（如，显著的功能下降）。

精神分裂症谱系及其他精神病性障碍

3.2.1　精神分裂症或精神分裂症样障碍的鉴别诊断*

精神分裂症和**精神分裂症样障碍**，其特征是持续数月的紊乱（对于精神分裂症为至少 6 个月，对于精神分裂症样障碍为 1 至 6 个月），显著损害功能并包括至少 1 个月的活跃期精神病性症状，必须区别于……

相对于**精神分裂症**或**精神分裂症样障碍**……

由于其他躯体疾病所致的精神病性障碍、谵妄或由于其他躯体疾病所致的重度神经认知障碍

要求存在作为病因的一般躯体疾病。如果精神病性症状均由另一种躯体疾病的直接生理效应所致，则不诊断为**精神分裂症**或**精神分裂症样障碍**。

物质/药物所致的精神病性障碍、物质/药物所致的神经认知障碍、物质中毒性谵妄、物质戒断性谵妄、药物所致的谵妄、物质中毒或**物质戒断**

要求精神病性症状由物质使用（包括药物副作用）引起和维持。如果精神病性症状均由物质（包括药物）的直接生理效应所致，则不诊断为**精神分裂症**或**精神分裂症样障碍**。

分裂情感性障碍

特征是症状符合一次**重性抑郁发作**或**躁狂发作**的诊断标准，且心境发作在疾病活跃期和残留期的总病程中占据多数时间。在**精神分裂症**或**精神分裂症样障碍**中，心境发作在疾病活跃期和残留期的总病程中占据少数时间。

重性抑郁障碍伴精神病性特征、双相Ⅰ型或Ⅱ型障碍伴精神病性特征、与重性抑郁障碍有关的紧张症，或与双相Ⅰ型或Ⅱ型障碍有关的紧张症

特征是精神病性或紧张症症状仅出现在**躁狂**或**重性抑郁发作**期间。

短暂精神病性障碍

特征是精神病性症状的总病程为至少 1 天但少于 1 个月。

妄想障碍

特征是妄想发生在缺乏**精神分裂症**的其他特征性症状的情况下（即突出的幻听或幻视，言语瓦解、明显瓦解的或紧张症行为、阴性症状）。

创伤后应激障碍

可能存在具有幻觉性质的闪回和达到妄想程度的过度警觉，但需要暴露于创伤性事件，并伴有侵入、回避及其他症状的特征性症状群。

自闭症谱系障碍

特征是起病早（如 3 岁之前）并缺乏明显的妄想或幻觉。只有明显的幻觉或妄想存在至少 1 个月，才有必要对已诊断**自闭症谱系障碍**的个体做出**精神分裂症**或**精神分裂症样障碍**的诊断。

3. 2. 1 精神分裂症或精神分裂症样障碍的鉴别诊断 *

分裂型、分裂样及偏执型人格障碍	特征是人格特点为**精神分裂症**的诸多症状的阈下形式（如，古怪的信念、知觉扭曲、古怪的思维和言语、社交焦虑）。

* **精神分裂症**和**精神分裂症样障碍**具有本质上相同的鉴别诊断，因而合并在这个鉴别诊断表格里。它们之间的鉴别主要基于紊乱的病程。在**精神分裂症样障碍**中，病程为 1 至 6 个月。在**精神分裂症**中，病程为 6 个月或更长。

3.2.2　分裂情感性障碍的鉴别诊断

分裂情感性障碍，其特征是存在**重性抑郁**或**躁狂发作**与**精神分裂症**的活跃期症状相重叠的时期，并存在有妄想或幻觉但无心境症状的时期，必须区别于……	相对于**分裂情感性障碍**……
由于其他躯体疾病所致的精神病性障碍、谵妄或由于其他躯体疾病所致的重度神经认知障碍	要求存在作为病因的一般躯体疾病。如果精神病性或心境症状均由另一种躯体疾病的直接生理效应所致，则不诊断为**分裂情感性障碍**。
物质/药物所致的精神病性障碍、物质/药物所致的神经认知障碍、物质中毒性谵妄、物质戒断性谵妄、药物所致的谵妄、物质中毒或物质戒断	要求精神病性和心境症状由物质使用（包括药物副作用）所致。如果精神病性或心境症状均由某种物质（包括药物）的直接生理效应所致，则不诊断为**分裂情感性障碍**。
精神分裂症	特征是无心境发作，或者，如果有心境发作，心境发作在疾病活跃期和残留期的总病程中占据少数时间。
双相Ⅰ型障碍、双相Ⅱ型障碍或**重性抑郁障碍伴精神病性特征**	特征是精神病性症状仅出现在**躁狂**或**重性抑郁发作**期间。
妄想障碍	特征是存在妄想，没有其他症状符合精神分裂症的 DSM-5 诊断标准 A（即突出的幻听或幻视、言语瓦解、明显瓦解的或紧张症行为、阴性症状）。

3.2.3　妄想障碍的鉴别诊断

妄想障碍，以持续的妄想为特征，无其他精神病性症状，必须区别于……	相对于**妄想障碍**……
由于其他躯体疾病所致的精神病性障碍、谵妄或由于其他躯体疾病所致的重度神经认知障碍	要求存在作为病因的一般躯体疾病。如果妄想均由另一种躯体疾病的直接生理效应所致，则不诊断为**妄想障碍**。
物质/药物所致的精神病性障碍、物质/药物所致的神经认知障碍、物质中毒性谵妄、物质戒断性谵妄、药物所致的谵妄、物质中毒或**物质戒断**	要求精神病性症状由物质使用（包括药物副作用）所致。如果妄想均由某种物质（包括药物）的直接生理效应所致，则不诊断为**妄想障碍**。
精神分裂症或**精神分裂症样障碍**	特征是存在其他症状（除了突出的妄想以外）符合**精神分裂症**的 DSM-5 诊断标准 A（即突出的幻听或幻视、妄想、言语瓦解、明显瓦解的或紧张症行为、阴性症状）。
双相或**重性抑郁障碍，伴精神病性特征**	特征是妄想仅发生在**躁狂**或**重性抑郁发作**期间。如果有**躁狂**或**重性抑郁发作**史，除非所有心境发作的总病程相对于妄想紊乱的总病程来说是短暂的，才能诊断**妄想障碍**。否则，适合诊断为**其他特定的精神病性障碍**。
短暂精神病性障碍	特征是精神病性障碍持续少于 1 个月。在**妄想障碍**中，妄想的最短病程是 1 个月。
强迫症	如果患有**强迫症**的个体完全确信自己**强迫症**的信念是真的，则应该诊断为**强迫症伴缺乏自知力/妄想信念**，而非**妄想障碍**。
躯体变形障碍	当患有**躯体变形障碍**的个体完全确信自己外表有缺陷的信念是真的，则应该诊断为**躯体变形障碍伴缺乏自知力/妄想信念**，而非**妄想障碍**。
偏执型人格障碍	以偏执观念为特征，无明确或持续的妄想信念。

3.2.4 短暂精神病性障碍的鉴别诊断

短暂精神病性障碍，其特征是精神病性症状持续少于 1 个月，必须区别于……	相对于短暂精神病性障碍……
由于其他躯体疾病所致的精神病性障碍、谵妄或由于其他躯体疾病所致的重度神经认知障碍	要求存在作为病因的一般躯体疾病。如果精神病性症状均由另一种躯体疾病的直接生理效应所致，则不诊断为短暂精神病性障碍。
物质/药物所致的精神病性障碍、物质/药物所致的神经认知障碍、物质中毒性谵妄、物质戒断性谵妄、药物所致的谵妄、物质中毒或物质戒断	要求精神病性症状由物质使用（包括药物副作用）所致。如果精神病性症状均由某种物质（包括药物）的直接生理效应所致，则不诊断为短暂精神病性障碍。
双相或重性抑郁障碍，伴精神病性特征	特征是精神病性症状仅发生在心境发作期间。如果精神病性症状能用双相或重性抑郁障碍伴精神病性特征来更好地解释，则不诊断为短暂精神病性障碍。
精神分裂症样障碍、精神分裂症或妄想障碍	特征是精神病性症状持续 1 个月或更长时间。
发生在某些人格障碍（如，边缘型人格障碍）背景中的精神病性症状	通常是一过性的，不超过 1 天。如果有临床意义，可以诊断为其他特定的精神分裂症谱系及其他精神病性障碍或未特定的精神分裂症谱系及其他精神病性障碍。如果精神病性症状持续至少 1 天，可能需要额外诊断短暂精神病性障碍

3.2.5　未特定的紧张症的鉴别诊断

未特定的紧张症，用于有临床意义的紧张症症状，以及引起紧张症的基础精神障碍或一般躯体疾病的性质不清楚或未能符合紧张症综合征的全部诊断标准，必须区别于……	相对于为**未特定的紧张症**……
由于其他躯体疾病所致的紧张症障碍	特征是由某种躯体疾病，尤其是神经系统疾病（如，肿瘤、头部创伤、脑血管病、脑炎）和代谢性疾病（如，高钙血症、肝性脑病、高胱氨酸尿症、糖尿病酮症酸中毒），导致完整的**紧张症**综合征。
由于其他躯体疾病所致的谵妄中的缄默或作态	特征是紧张症症状发生在注意力（即指向、聚焦、维持和转换注意的能力降低）和意识（即对环境的定向力降低）出现紊乱的背景中。如果症状仅发生在**谵妄**的病程期间，则不诊断为**由于其他躯体疾病所致的紧张症障碍**。
在药物所致的运动障碍（包括**神经阻滞剂恶性综合征**）中的运动不能、僵直或作态	由于某种药物包括神经阻滞剂的直接生理效应所致。
与精神分裂症有关的紧张症、与分裂情感性障碍有关的紧张症、与精神分裂症样障碍有关的紧张症或**与短暂精神病性障碍有关的紧张症**	特征是完整的**紧张症**综合征，伴有相关精神病性障碍的其他特征性症状。
与双相或重性抑郁障碍有关的紧张症	特征是仅发生在**躁狂**或**重性抑郁发作**期间的完整的**紧张症**综合征。
与自闭症谱系障碍有关的紧张症	特征是完整的紧张症综合征，伴有**自闭症谱系障碍**的特征性症状（如，社交交流困难、受限的兴趣和行为）。

双相及相关障碍

3.3.1　双相Ⅰ型障碍的鉴别诊断

双相Ⅰ型障碍，其特征是至少有一次**躁狂发作**，其前后可以有**轻躁狂**或**重性抑郁发作**，必须区别于……

相对于**双相Ⅰ型障碍**……

由于其他躯体疾病所致的双相及相关障碍

要求存在作为病因的躯体疾病。如果心境发作均由其他躯体疾病的直接生理效应所致，则不诊断为**双相Ⅰ型障碍**。

物质/药物所致的双相及相关障碍

由于某种物质的直接生理效应所致。一次完全的**躁狂发作**如果出现在抗抑郁药治疗期间（如，使用选择性五羟色胺再摄取抑制剂），但以全面的综合征水平持续存在，超出治疗的生理效应，即符合**躁狂发作**的诊断标准，因此诊断为**双相Ⅰ型障碍**。

重性抑郁发作

特征是既无**躁狂发作**，也无**轻躁狂发作**。鉴于一些躁狂或轻躁狂症状（即比躁狂或轻躁狂所需的症状更少或病程更短）的存在仍可与**重性抑郁障碍**的诊断（有必要使用**伴混合特征**的标注）兼容，所以重要的是确定症状能否符合**躁狂**或**轻躁狂发作**的诊断标准，以决定是否更适合诊断为**双相障碍**。

双相Ⅱ型障碍

特征是存在**轻躁狂**和**重性抑郁发作**但无**躁狂发作**。如果曾经符合**双相Ⅰ型障碍**的诊断标准，则不能诊断为**双相Ⅱ型障碍**。

环性心境障碍

特征是有多个周期的轻躁狂症状，但不符合**躁狂**或**轻躁狂发作**的诊断标准，并有多个周期的抑郁症状，但不符合**重性抑郁发作**的诊断标准。此外，为适用**环性心境障碍**的诊断，必须从未符合任何心境发作的诊断标准。

精神分裂症、妄想障碍或**精神分裂症样障碍**

以精神病性症状为特征，可能伴有**躁狂**或**重性抑郁发作**。如果没有**躁狂**或**重性抑郁发作**与精神病性症状同时出现，或即使同时出现，**躁狂和重性抑郁发作**只存在少数时间，则诊断为**精神分裂症、妄想障碍**或**精神分裂症样障碍**。如果精神病性症状仅出现在**躁狂和重性抑郁发作**期间，则诊断为**双相Ⅰ型障碍伴精神病性特征**。

3.3.1　双相 I 型障碍的鉴别诊断

分裂情感性障碍	特征是**躁狂**和/或**重性抑郁发作**周期与**精神分裂症**的活跃期症状同时存在，在没有**躁狂**或**重性抑郁发作**时，至少有 2 周的妄想或幻觉，且**躁狂**和**重性抑郁发作**占据疾病总病程的多数时间。如果精神病性症状仅在**躁狂**和**重性抑郁发作**时出现，则诊断为**双相 I 型障碍伴精神病性特征**。
注意缺陷/多动障碍	特征是持续的注意力不集中、多动和冲动症状，这些症状可能类似于**躁狂发作**的症状（如，随境转移、活动增多、冲动行为）并起病于 12 岁之前，然而**双相 I 型障碍**中的躁狂症状出现在各次发作中，并通常开始于青少年晚期或成年早期。
破坏性心境失调障碍	特征为在言语上和/或行为上表现出严重的、反复的脾气爆发，伴有在爆发间期，几乎每天的大部分时间里存在持续的易激惹或愤怒心境。相比之下，**双相 I 型障碍**中的易激惹症状出现在各次发作中，持续至少 1 周，明显有别于个体的基线水平，并伴有躁狂的特征性相关症状（如，夸大、睡眠需求减少）。
人格障碍（尤其是**边缘型人格障碍**）	可能以心境不稳定和冲动等症状为特征，这些症状是持续的且于成年早期出现。相比之下，**双相 I 型障碍**中的心境症状出现在各次发作中，体现了与正常基线功能相比的明显改变。

3.3.2 双相Ⅱ型障碍的鉴别诊断

双相Ⅱ型障碍，其特征是至少一次轻躁狂发作和一次重性抑郁发作，必须区别于……

相对于双相Ⅱ型障碍……

由于其他躯体疾病所致的双相及相关障碍

要求存在作为病因的躯体疾病。如果心境发作均由其他躯体疾病的直接生理效应所致，则不诊断为双相Ⅱ型障碍。

物质/药物所致的双相及相关障碍

特征是由于某种物质（包括药物）的直接生理效应导致轻躁狂和重性抑郁发作。一次完全的轻躁狂发作如果出现在抗抑郁药治疗期间（如，使用选择性五羟色胺再摄取抑制剂），但以全面的综合征水平持续存在，超出治疗的生理效应，即符合轻躁狂发作的诊断标准，因此，如果有重性抑郁发作史，可能为双相Ⅱ型障碍。

重性抑郁障碍

特征是既无躁狂发作，也无轻躁狂发作。鉴于一些躁狂或轻躁狂症状（即比躁狂或轻躁狂所需的症状更少或病程更短）的存在仍可与重性抑郁障碍的诊断（有必要使用伴混合特征的标注）兼容，所以重要的是确定症状能否符合轻躁狂发作的诊断标准，以决定是否更适合诊断为双相Ⅱ型障碍。

双相Ⅰ型障碍

特征是存在至少一次躁狂发作。如果曾符合双相Ⅰ型障碍的诊断标准，则不能诊断为双相Ⅱ型障碍。

环性心境障碍

特征是有多个周期的轻躁狂症状，但不符合躁狂或轻躁狂发作的诊断标准，并有多个周期的抑郁症状，但不符合重性抑郁发作的诊断标准。此外，为适用环性心境障碍的诊断，必须从未符合任何心境发作的诊断标准。

精神分裂症

以活跃期的精神病性症状为特征，可能伴有重性抑郁发作。如果没有重性抑郁发作与活跃期症状同时出现，或即使同时出现，重性抑郁发作只存在少数时间，则诊断为精神分裂症。如果精神病性症状仅出现在重性抑郁发作期间，则诊断为双相Ⅱ型障碍伴精神病性特征。

3.3.2　双相Ⅱ型障碍的鉴别诊断

分裂情感性障碍	特征是**重性抑郁发作**周期与**精神分裂症**的活跃期症状同时存在，在没有**重性抑郁发作**时，至少有 2 周的妄想或幻觉，且**重性抑郁发作**占据疾病总病程的多数时间。如果精神病性症状仅在**重性抑郁发作**时出现，则诊断为**双相Ⅱ型障碍伴精神病性特征**。
注意缺陷/多动障碍	特征是持续的注意力不集中、多动和冲动症状，这些症状可能类似于**轻躁狂发作**的症状（如，随境转移、活动增多、冲动行为）并起病于 12 岁之前。相比之下，**双相Ⅱ型障碍**中的轻躁狂症状出现在各次发作中，并通常开始于青少年晚期或成年早期。
破坏性心境失调障碍	特征是严重的、反复的脾气爆发，以言语和/或行为表现出来，伴有在爆发间期，几乎每天的大部分时间里存在持续的易激惹或愤怒心境。相比之下，**双相Ⅱ型障碍**中的易激惹症状出现在各次发作中，持续至少 4 天，明显有别于个体的基线水平，并伴有**轻躁狂**的特征性相关症状（如，夸大、睡眠需求减少）。
人格障碍（尤其是**边缘型人格障碍**）	可能以心境不稳定和冲动等症状为特征，这些症状是持续的且于成年早期出现。相比之下，**双相Ⅱ型障碍**中的心境症状出现在各次发作中，体现了与正常基线功能相比的明显改变。

3.3.3   环性心境障碍的鉴别诊断

环性心境障碍，其特征是有多个周期的轻躁狂症状，但不符合**轻躁狂发作**的诊断标准，且有多个周期的抑郁症状，但不符合**重性抑郁发作**的诊断标准，必须区别于……	相对于**环性心境障碍**……
双相Ⅰ或Ⅱ型障碍，伴快速循环	特征为在 12 个月的周期内出现四次或更多次的心境发作（每次发作均完全符合**躁狂、轻躁狂**或**重性抑郁发作**的诊断标准）。**环性心境障碍**的特征为有多个周期的轻躁狂和抑郁症状，但不符合**轻躁狂**或**重性抑郁发作**的诊断标准。如果曾符合**躁狂、轻躁狂**或**重性抑郁发作**的诊断标准，则不诊断为**环性心境障碍**。
边缘型人格障碍	特征为不但有情感不稳定，还有额外的人格特征（如，身份紊乱、自残行为）。如果符合**环性心境障碍**和**边缘型人格障碍**的诊断标准，两者均可诊断。
由于其他躯体疾病所致的双相及相关障碍	要求存在作为病因的一般躯体疾病。如果心境症状均由一般躯体疾病的直接生理效应所致，则不诊断为**环性心境障碍**。
物质／药物所致的双相及相关障碍	由于某种物质的直接生理效应所致。如果心境症状均由某种物质（包括药物）的直接生理效应所致，则不诊断为**环性心境障碍**。

抑郁障碍

3.4.1 重性抑郁障碍的鉴别诊断

重性抑郁障碍，其特征为抑郁心境或者兴趣或愉悦感减退的发作持续至少 2 周，并伴有典型的相关症状（如，睡眠、食欲或活动水平的改变，疲劳、注意力难以集中，无价值感或过度自责，自杀观念或行为），必须区别于……

相对于**重性抑郁障碍**……

双相 I 或 II 型障碍

包括一次或更多次**躁狂**或**轻躁狂**发作。如果曾有过一次**躁狂**或**轻躁狂**发作，就不能诊断为**重性抑郁障碍**。**重性抑郁障碍**的诊断可以与一些躁狂或轻躁狂症状（即比躁狂或轻躁狂所需的症状更少或病程更短）的存在兼容，并有必要使用**伴混合特征**的标注。

由于其他躯体疾病所致的抑郁障碍

要求存在作为病因的躯体疾病。如果重性抑郁样的发作均由某种躯体疾病的直接生理效应所致，则不诊断为**重性抑郁障碍**。

物质/药物所致的抑郁障碍

由于某种物质或药物的直接生理效应所致。如果重性抑郁样的发作均由某种物质（包括药物）的直接生理效应所致，则不诊断为**重性抑郁障碍**。

持续性抑郁障碍（恶劣心境）

以至少 2 年里的大多数时间存在抑郁心境为特征。如果**重性抑郁障碍**和**持续性抑郁障碍**的诊断标准都符合，则两者均可诊断。

经前期烦躁障碍

特征为烦躁心境在月经开始前的一周出现，并在月经开始后的几天内改善，且在月经结束后的一周变得轻微或消失。作为对比，**重性抑郁障碍**中的发作与月经周期没有时间上的关联。

破坏性心境失调障碍

特征为在言语上和/或行为上表现出严重的、反复的脾气爆发，伴有在爆发间期，几乎每天的大部分时间里存在持续的易激惹或愤怒心境。作为对比，在**重性抑郁障碍**中，易激惹局限于**重性抑郁发作**时。

精神分裂症、妄想障碍或**精神分裂症样障碍**

以精神病性症状为特征，可能伴有**重性抑郁发作**。如果**重性抑郁发作**与精神病性障碍未曾同时出现，或者，如果它们同时出现过，但**重性抑郁发作**只存在了少数的时间，则诊断为**精神分裂症、妄想障碍**或**精神分裂症样障碍**。

3.4.1   重性抑郁障碍的鉴别诊断

分裂情感性障碍	特征为**重性抑郁发作**与**精神分裂症**的症状活跃期并存，在没有**重性抑郁发作**时妄想或幻觉存在至少 2 周，且重性抑郁发作在疾病的总病程中占据多数时间。如果精神病性症状仅发生在**重性抑郁发作**期间，则诊断为**重性抑郁障碍伴精神病性特征**。
由于其他躯体疾病所致的重度或轻度神经认知障碍或物质/药物所致的重度或轻度神经认知障碍	特征是有证据表明由于躯体疾病的生理效应或物质使用的持续效应导致先前的表现水平在一个或更多的认知领域里有所下降。
适应障碍伴抑郁心境	特征是抑郁症状作为对应激源的反应出现并且不符合重性抑郁发作的诊断标准。
丧痛	作为对失去所爱之人的反应而出现并且一般比**重性抑郁发作**要轻。悲痛中的突出情感是空虚和丧失感，而在**重性抑郁发作**中是持续的抑郁心境和降低的愉悦体验能力。此外，悲痛中的烦躁心境在数天至数周后可能强度降低，并往往因为对逝者的思念或提示物而波动出现，反之**重性抑郁发作**中的抑郁心境更加持续并且不与特定的想法或先占观念相连。
非病理性的悲伤期	特征是持续时间短、相关症状少，并缺乏显著的功能损害或痛苦。

3.4.2　持续性抑郁障碍（恶劣心境）的鉴别诊断

持续性抑郁障碍，其特征为在至少 2 年的多数日子里，在一天的多数时间里，存在抑郁心境，必须区别于……

相对于**持续性抑郁障碍**……

重性抑郁障碍

包括一次或更多次的**重性抑郁发作**，其特征是在至少 2 周，几乎每天的大多数时间里存在抑郁心境或者兴趣或愉悦感的减退，伴有至少五个典型症状（如，睡眠改变、食欲改变、活动水平改变、疲劳、无价值感或过度自责、注意力难以集中、自杀观念或行为）。**持续性抑郁障碍**具有更轻的症状阈值（即只要两个症状外加抑郁心境）和更低的持续性阈值（即大多数日子），但要求至少 2 年的病程。因此，一次**重性抑郁发作**持续至少 2 年就符合**持续性抑郁障碍**的诊断标准。如果**重性抑郁障碍**和**持续性抑郁障碍**的诊断标准都符合，两者均应诊断。

慢性精神病性障碍（即精神分裂症、妄想障碍、分裂情感性障碍）

可能以相关的慢性抑郁心境为特征。如果症状仅发生在精神病性障碍期间（包括残留期），则不单独诊断**持续性抑郁障碍**。

由于其他躯体疾病所致的抑郁障碍

要求存在作为病因的躯体疾病。如果抑郁症状均由某种躯体疾病的直接生理效应所致，则不诊断为**持续性抑郁障碍**。慢性轻度抑郁是许多慢性躯体疾病（如，糖尿病）的常见有关特征，并且如果躯体疾病只是与抑郁共病而非生理上的病因，则可以诊断**持续性抑郁障碍**。

物质/药物所致的抑郁障碍

由于某种物质的直接生理效应所致。如果抑郁症状均由某种物质（包括药物）的直接生理效应所致，则不诊断**持续性抑郁障碍**。

双相Ⅰ和Ⅱ型障碍

分别以**躁狂发作**和**轻躁狂发作**为特征。如果曾经存在一次**躁狂**或**轻躁狂发作**，则不能诊断**持续性抑郁障碍**。

环性心境障碍

特征是除抑郁期以外还有轻躁狂期。如果曾经符合**环性心境障碍**的诊断标准，则不能诊断**持续性抑郁障碍**。

人格障碍

特征是一种持久的内在体验和行为的模式，显著偏离个体所处文化的预期，起病于青少年期或成年早期。**人格障碍**常常与**持续性抑郁障碍**并存。如果符合**持续性抑郁障碍**和某种**人格障碍**的诊断标准，则两者均可诊断。

3.4.3 经前期烦躁障碍的鉴别诊断

经前期烦躁障碍——特征为明显的情感不稳定、易激惹、愤怒或人际冲突增多；明显的抑郁心境、无望感或自我贬低的想法；或明显的焦虑、紧张，和/或激动或烦躁的感受——其在月经开始前的一周出现，在月经开始后的几天内改善，并在月经结束后的一周变得轻微或消失，必须区别于……

相对于**经前期烦躁障碍**……

经前期综合征

特征是症状出现在月经周期的经前期，未达到诊断**经前期烦躁障碍**所要求的五条症状阈值。而且，不要求在经前期存在情感症状。

痛经

特征是始于月经来潮的经期疼痛。作为对比，**经前期烦躁障碍**始于月经来潮之前并以情感的改变为特征。

由于其他躯体疾病所致的抑郁障碍

特征为烦躁症状由某种确定的躯体疾病（如，甲状腺功能亢进）的直接生理效应所致。

物质/药物所致的抑郁障碍（包括激素治疗）

特征是烦躁症状由某种物质或药物的直接生理效应所致。在开始使用外源性的激素后可能出现中到重度的经前期症状。如果女性停止服用激素且症状消失，则与**物质/药物所致的抑郁障碍**相一致。

双相Ⅰ型障碍

特征是**躁狂**和**重性抑郁发作**在时间上与月经周期无关。然而，因为月经来潮是一个容易记住的事件，所以某些女性可能报告心境症状仅发生在经前期或症状在经前期加重。因而在至少两个症状周期中使用前瞻性日常症状评估表，对记录心境症状开始和消失的时间非常重要。

重性抑郁障碍或**持续性抑郁障碍（恶劣心境）**

特征是**重性抑郁发作**或抑郁症状在时间上与月经周期无关。然而，因为月经来潮是一个容易记住的事件，所以某些女性可能报告心境症状仅发生在经前期或症状在经前期加重。因而在至少两个症状周期中使用前瞻性日常症状评估表，对记录心境症状开始和消失的时间非常重要。

3.4.4 破坏性心境失调障碍的鉴别诊断

破坏性心境失调障碍,其特征是在言语上和/或行为上表现出的严重的、反复的脾气爆发,强度明显与刺激不成比例并在爆发间期,几乎每天的大部分时间里,伴有持续的易激惹或愤怒心境,必须区别于……	相对于**破坏性心境失调障碍**……
由于其他躯体疾病所致的抑郁障碍	特征为烦躁症状由某种确定的躯体疾病的直接生理效应所致。
物质/药物所致的抑郁障碍	特征是烦躁症状由某种物质或药物的直接生理效应所致。
双相Ⅰ和双相Ⅱ型障碍	特征是发作性疾病,伴有可区别于儿童基线水平的心境变化的独立发作。此外,**躁狂**或**轻躁狂发作**期间的心境改变伴有精力和活动的增加,以及相关的认知、行为和躯体症状(如,随境转移、言语快速、睡眠需求减少)。作为对比,**破坏性心境失调障碍**的易激惹性是持续的并存在数月。
对立违抗障碍	特征是愤怒的/易激惹的心境,争辩/对抗行为,或报复的模式。相比之下,**破坏性心境失调障碍**也以存在严重和频繁反复的爆发和爆发间期心境的持续扰乱为特征。如果两种障碍的诊断标准均符合,只诊断**破坏性心境失调障碍**。
重性抑郁障碍	特征可能是易激惹心境伴随抑郁心境或是兴趣或愉悦感减少。易激惹只出现在**重性抑郁发作**背景中的儿童应该给予**重性抑郁障碍**的诊断,而不是**破坏性心境失调障碍**。如果易激惹扩展到抑郁发作以外,则两种诊断可能均适合。
焦虑障碍	特征可能是易激惹心境发生在促发焦虑的情境中。易激惹只在促发焦虑的背景中才表现明显的儿童应该给予相关焦虑障碍的诊断而非**破坏性心境失调障碍**。如果易激惹扩展到促发焦虑的情境以外,**破坏性心境失调障碍**和**焦虑障碍**的诊断可能均适合。
自闭症谱系障碍	可能以脾气爆发为特征,尤其当常规受到干扰时。如果脾气爆发能够更好地用**自闭症谱系障碍**来解释,那么则不诊断**破坏性心境失调障碍**。

3.4.4 破坏性心境失调障碍的鉴别诊断

间歇性暴怒障碍	特征是攻击性的爆发类似于**破坏性心境失调障碍**中的严重的脾气爆发；然而，没有像在**破坏性心境失调障碍**中的持续的易激惹或愤怒心境。此外，与**破坏性心境失调障碍**所要求的 12 个月相比，**间歇性暴怒障碍**只要求 3 个月的活跃症状。如果符合**破坏性心境失调障碍**的诊断标准，则不诊断**间歇性暴怒障碍**。

焦虑障碍

3.5.1 分离焦虑障碍的鉴别诊断

分离焦虑障碍，其特征是与主要依恋对象分离时的表现与发育不相符和过度的焦虑，必须区别于……

相对于**分离焦虑障碍**……

广泛性焦虑障碍

特征是焦虑和担忧出现在许多不同的领域，不限制在与家人分离的问题上。

惊恐障碍

特征是反复出现不可预期的惊恐发作。相比之下，患有**分离焦虑障碍**的个体可能经历惊恐发作，但只出现在受到与主要依恋对象分离的威胁时。

场所恐怖症

特征是担心在某些地方或情境中出现惊恐样症状或其他失能症状时难以逃脱而被困住或无能为力。在**分离焦虑障碍**中，恐惧的焦点是与主要依恋对象的分离。

创伤后应激障碍

特征可能是在创伤性事件如灾难发生后害怕与亲人分离，尤其在创伤性事件发生期间经历与亲人的分离。但主要症状包括反复经历回忆或回避与创伤性事件本身有关的情境，而在**分离焦虑障碍**中，担忧和回避涉及依恋对象的健康并害怕与他们分离。

社交焦虑障碍（社交恐怖症）

特征可能是由于害怕被同伴或老师负性评价而拒绝上学。相比之下，在**分离焦虑障碍**中的拒绝上学是由于担心与主要依恋对象分离。

疾病焦虑障碍

特征可能是个体担心患上某些特定的疾病，但主要的顾虑是医学诊断本身。在**分离焦虑障碍**中，对疾病的忧虑聚焦于疾病可能导致个体与主要依恋对象分离。

品行障碍

可能以回避上学（逃学）为特征，但对分离的焦虑不是造成缺课的原因，并且儿童或青少年通常离开家，而不是回到家里。

对立违抗障碍

特征是持续的对立行为，与对分离的预期或出现不相关。作为对比，某些患有**分离焦虑障碍**的儿童和青少年可能在被迫与依恋对象分离的背景中表现出对立。

3.5.1　分离焦虑障碍的鉴别诊断

抑郁障碍	可能关联到由于丧失兴趣、感到疲劳或担心当众哭泣而不愿意离开家，而不是担忧或害怕意外事件降临到依恋对象身上。
依赖型人格障碍	特征是一种不加选择地依赖他人的倾向。相比之下，在**分离焦虑障碍**中，担心的是接近度及主要依恋对象的安全。
边缘型人格障碍	特征是害怕被所爱的人抛弃，但还有身份、自我引导、人际功能和冲动上的问题。如果同时符合**分离焦虑障碍**和**边缘型人格障碍**的诊断标准，则两者均可诊断。
发育适切的分离焦虑	为正常早期发育的一部分并且可能表明安全依恋关系的发展，例如当 1 岁左右的婴儿对陌生人感到焦虑时。

3.5.2　选择性缄默症的鉴别诊断

选择性缄默症，其特征是始终不能在期待发言的特定社交情境中说话，必须区别于……	相对于**选择性缄默症**……
交流障碍	特征是不管个体所处的情境，始终存在的言语紊乱（如，不流畅、语音问题）。相比之下，在**选择性缄默症**中的言语困难只出现在特定情境当中（如，有儿童和成人的社交情境），但在其他情境中不是这样（如，与直系亲属在一起时）。
自闭症谱系障碍和精神分裂症谱系及其他精神病性障碍	可能也以在社交情境中说话有困难为特征，但不像**选择性缄默症**，这些困难甚至在个体与直系亲属讲话时，也是显而易见的。
社交焦虑障碍（社交恐怖症）	特征是个体暴露于被他人审视的社交情境中所出现的害怕和焦虑，而**选择性缄默症**的诊断明确地描述了一种在某些情境中无法说话的模式，这些情境通常为社交性的。不能说话的情境如果与社交焦虑的感受相关，则**选择性缄默症**和**社交焦虑障碍**均可诊断。

3.5.3 特定恐怖症的鉴别诊断

特定恐怖症，其特征是对某个特定的物体或情境感到明显的害怕或焦虑，必须区别于……	相对于**特定恐怖症**……
场所恐怖症	特征是害怕和回避来自两个或更多场所恐怖类别（即公共交通、开放的空间，密闭的空间，排队或在人群中，独自外出）的情境。在**特定恐怖症，情境型**中，害怕和回避仅限于一种情境（如，高度）或属于同一类别的若干情境（如，电梯和飞机，同属于公共交通类别）。
社交焦虑障碍（社交恐怖症）	特征是仅限于对社交情境的害怕和回避。
创伤后应激障碍或**急性应激障碍**	特征是只对使个体想起先前所经历的致命事件的刺激感到害怕和回避。
强迫症	特征可能是害怕和回避与强迫思维的内容有关（如，对污染有强迫思维的个体回避灰尘）。
分离焦虑障碍	特征是个体害怕或回避与主要依恋对象分离的情境。
精神病性障碍	特征可能是回避作为某种妄想信念的后果出现（如，有被害妄想系统的个体坚信他或她将成为恐怖分子袭击的目标，而回避乘坐飞机）。
神经性厌食、回避/限制性摄食障碍、神经性贪食和暴食障碍	可能有特征性的回避行为，但它仅涉及回避食物和食物的相关线索。
对有限物体或情境的非病理性回避	鉴于实际的危险，回避代表一种现实的做法（如，回避从飞机上高空跳伞）或者回避没有严重到引起有临床意义的损害或痛苦，这通常因为对恐怖刺激的回避较为容易（如，怕蛇的个体由于住在曼哈顿而很少遇见蛇）。
儿童期的一过性恐惧	常见而且是短暂的，持续少于 6 个月。

3.5.4　社交焦虑障碍（社交恐怖症）的鉴别诊断

社交焦虑障碍，特征是个体处于可能受他人密切关注的社交情境中感到非常害怕或焦虑，必须区别于……	相对于**社交焦虑障碍**……
惊恐障碍	通常不限于社交情境，并且以初始不可预期的**惊恐发作**为特征。
场所恐怖症	特征可以是害怕和回避社交情境（如，看电影），但个体惧怕的是在发生失能或惊恐样症状时，可能难以逃脱或得不到救助。在**社交焦虑障碍**中，害怕的焦点是被他人密切关注。
广泛性焦虑障碍	特征可以是社交忧虑，但更多聚焦于人际关系发展得好坏，而不是害怕负性评价。例如，患有**广泛性焦虑障碍**的个体，尤其是儿童，可能对自己的社交表现过度担心，但在不涉及被人社交评价的非社交情境中（如，考试获得高分），他们仍对自己的表现感到担心。在**社交焦虑障碍**中，担心只聚焦于社交表现和他人的关注。
特定恐怖症	特征可以是，害怕对暴露于恐怖刺激的强烈个人反应感到难堪或丢脸（如，对抽血时昏倒感到尴尬），但在其他社交情境中没有对负性评价的普遍恐惧。
分离焦虑障碍	特征可以是回避社交场合（包括社交拒绝），但回避是出于担心与依恋对象分离或担心由于需要过早离开去找依恋对象而尴尬。患有**社交焦虑障碍**的个体往往在即使有依恋对象的社交情境中，仍感到不适。
选择性缄默症	特征是由于害怕负性评价，在某些情境中不能说话，但与**社交焦虑障碍**不同，在不需要说话的场合，不存在对负性评价的害怕（如，非言语的游戏）。
对立违抗障碍	特征可以是，由于反对权威人物而拒绝说话。患有**社交焦虑障碍**的个体可能由于害怕负性评价而不敢说话。
自闭症谱系障碍	特征是社交焦虑和社交交流缺陷通常导致缺乏与年龄相符的社交关系。虽然患有**社交焦虑障碍**的个体在首次与陌生同伴或成人互动时，可能显得有缺陷，但他们通常有充分的与年龄相符的社交关系和社交交流能力。

3.5.4　社交焦虑障碍（社交恐怖症）的鉴别诊断

回避型人格障碍	被概念化为人格障碍，但是也可描述许多同样患有**社交焦虑障碍**的个体。如果符合**社交焦虑障碍**和**回避型人格障碍**的诊断标准，两者均可诊断。
重性抑郁障碍	特征是负性自尊，可能伴有担心被他人负性评价，但这些担心会超出社交情境。患有**社交焦虑障碍**的个体因某些社交行为、躯体症状或外貌，而担心被负性评价，一般体验不到社交情境以外的负性自尊。
躯体变形障碍	特征是相对顽固地相信特定的特征使个体畸形或丑陋，这可能导致社交焦虑和对社交情境的回避。如果社交恐惧和回避限于对身体变形的担忧，则一般不必单独诊断**社交焦虑障碍**。
妄想障碍	可能以聚焦于遭拒绝或冒犯他人的妄想和/或幻觉为特征。相比之下，**社交焦虑障碍**中的担忧达不到妄想的强度。
躯体疾病	可能产生社交尴尬的症状（如，帕金森病的震颤，酒渣鼻的皮肤发红）。只有当过于害怕他人对那些症状做出负性评价时，才额外诊断为**社交焦虑障碍**。
与其他精神障碍有关的社交焦虑和回避，如**进食障碍**或**精神分裂症**	特征是焦虑仅出现在其他躯体障碍的病程中。如果判断焦虑能被其他精神障碍更好地解释，就不额外诊断**社交焦虑障碍**。例如，社交恐惧和不适可以作为**精神分裂症**的部分表现，但还需要有其他精神病性症状的证据。社交焦虑可以与**进食障碍**同时出现，但是如果害怕他人对症状（如，清除和呕吐）的负性评价是社交焦虑的唯一来源，就不需要额外诊断**社交焦虑障碍**。
正常的羞怯	是大多数腼腆之人的共同人格特质，并不造成对功能有临床意义的负面影响。

3.5.5　惊恐障碍的鉴别诊断

惊恐障碍，其特征是反复的不可预期的惊恐发作，随后出现持续至少一个月的担心或与发作相关的行为改变，必须区别于……	相对于**惊恐障碍**……
由于其他躯体疾病所致的焦虑障碍	要求存在作为病因的躯体疾病（如，甲状腺功能亢进）。如果惊恐发作均由某种躯体疾病对中枢神经系统的直接生理效应所致，则不诊断为**惊恐障碍**。
物质/药物所致的焦虑障碍	由某种物质或药物的直接生理效应所致。如果惊恐发作均由某种物质（包括药物）的直接生理效应所致，则不诊断为**惊恐障碍**。
惊恐发作作为另一种精神障碍的一部分出现	许多精神障碍〔如，**社交焦虑障碍（社交恐怖症）、特定恐怖症、分离焦虑障碍、强迫症、囤积障碍、创伤后应激障碍、重性抑郁障碍**〕都可能以惊恐发作为特征，且惊恐发作发生时个体已经处于某种程度的与该障碍相关的焦虑水平。例如，有**社交焦虑障碍**的个体可能在促发惊恐发作的社交情境中变得非常焦虑，或者在**强迫症**中对污染存在担忧的个体接触到病菌或灰尘时可能感到极度的痛苦，最终达到**惊恐发作**。在这些情况下，可以记录标注"伴惊恐发作"。相比之下，有**惊恐障碍**的个体出现的惊恐发作是不可预期的（即惊恐发作"突如其来"），至少在障碍的初始阶段是这样。
暴露于一种极端促发焦虑的体验中	可能以引起一次惊恐发作为特征（如，个体遭持枪抢劫时出现惊恐发作）。作为对比，有**惊恐障碍**的个体出现惊恐发作是不可预期的（即突如其来），至少在障碍的初始阶段是这样。
孤立的**惊恐发作**	特征是一次单独的惊恐发作，可能是或可能不是突如其来的而且它本身不能表明精神病理的存在。**惊恐障碍**的诊断需要至少两次不可预期的**惊恐发作**。
有限症状的发作	特征是惊恐样发作，其症状少于一次**惊恐发作**所需的最少四个症状。

3.5.6　场所恐怖症的鉴别诊断

场所恐怖症，其特征是由于想到在发生惊恐样症状时可能难以逃脱或得不到帮助而害怕或回避，必须区别于……	相对于**场所恐怖症**……
社交焦虑障碍（社交恐怖症）	特征是专门回避暴露于被他人审视的社交情境。
特定恐怖症，情境型	特征是回避某个特定的令人恐惧的情境，例如密闭的空间，而不是害怕和回避跨越两个或更多场所恐怖类别的多种情境（即公共交通、开放的空间，密闭的空间，排队或在人群中、独自外出）。
创伤后应激障碍或急性应激障碍	特征可能是回避某些人物、地点、活动或情境，它们能够激起令人不安的对创伤性事件的记忆、想法或感受。
重性抑郁障碍	某些有**重性抑郁障碍**的个体可能由于情感淡漠、疲劳、丧失体验愉悦感的能力或担心当众哭泣而足不出户。相比之下，某些有**场所恐怖症**的个体不愿意外出是由于极度害怕在发生惊恐样症状时可能得不到帮助。
以妄想为特征的**精神病性障碍**（如，**妄想障碍、精神分裂症、重性抑郁障碍伴精神病性特征**）	特征可能是回避来源于妄想性担忧（如，因为坚信自己正在被跟踪而回避外出）。
强迫症	特征可能是回避行为意在防止促发某种强迫思维或强迫行为（如，与害怕污染相关的对"脏"东西的回避或某人有刺伤配偶的强迫思维而回避厨房的刀具）。
分离焦虑障碍	特征是回避涉及离开重要依恋对象的情境，包括因为害怕分离而拒绝外出。
与潜在失能性躯体疾病相关的回避	特征可能是回避来源于现实的顾虑（如，患心律不齐的个体担心晕厥）。然而与**场所恐怖症**不同，鉴于躯体疾病的性质，回避处于一种适切且现实的水平。

3.5.7　广泛性焦虑障碍的鉴别诊断

广泛性焦虑障碍，其特征是过度的焦虑和担心，持续至少 6 个月，必须区别于……	相对于广泛性焦虑障碍……
由于其他躯体疾病所致的焦虑障碍	要求存在作为病因的躯体疾病（如，嗜铬细胞瘤）。如果广泛性焦虑是由于某种躯体疾病的直接生理效应所致，则不诊断广泛性焦虑障碍。
物质/药物所致的焦虑障碍	由于某种物质或药物的直接生理效应所致并可能在滥用的物质中毒或戒断期间起病，或作为某种药物的副作用出现。如果广泛性焦虑是由某种物质对中枢神经系统的直接生理效应所致，例如在可卡因中毒或阿片类物质的戒断期间出现，则不诊断广泛性焦虑障碍。
惊恐障碍	特征是焦虑和担心再次出现惊恐发作。只有存在与惊恐发作不相关的额外焦虑和担心时，才应额外诊断广泛性焦虑障碍。
社交焦虑障碍（社交恐怖症）	特征是仅聚焦于社交情境的过度焦虑和担心。只有存在的焦虑和担心还聚焦于非社交情境（如，工作或学校表现）时，才应额外诊断广泛性焦虑障碍。
躯体症状障碍或疾病焦虑障碍	特征可能是过度的焦虑和担心，仅聚焦于健康、生病或躯体症状的严重性（如，担心头痛表明有脑部肿瘤）。只有存在的焦虑和担心还聚焦于与健康无关的情境时，才应额外诊断广泛性焦虑障碍。
分离焦虑障碍	特征是过度的焦虑和担心仅聚焦于与主要依恋对象的分离。只有存在的焦虑和担心还聚焦于与分离忧虑无关的情境时，才应额外诊断广泛性焦虑障碍。
创伤后应激障碍或急性应激障碍	特征是焦虑的发生与暴露于某些内部或外部的线索相关，这些线索象征或类似创伤性事件的某个方面，或者焦虑的发生作为广泛的过度警觉和反应性症状的一部分，这些症状也与暴露于创伤性事件有关。只有存在的焦虑和担心还聚焦于与创伤性事件无关的情境时，才应额外诊断广泛性焦虑障碍。

3.5.7　广泛性焦虑障碍的鉴别诊断

神经性厌食或**神经性贪食**	特征可能是焦虑或担心与害怕体重增加有关。只有还存在与体重问题无关的焦虑和担心时，才应额外诊断**广泛性焦虑障碍**。
强迫症	特征通常为反复出现的促发焦虑的想法，被体验为侵入性的、不需要的、不恰当的和自我排斥的，并通常伴有强迫行为用来降低焦虑。相比之下，**广泛性焦虑障碍**中的担心通常产生于日常的常规生活，如可能的工作责任、家庭成员的健康、财务，或一些很小的事情如做家务或约会迟到。
适应障碍伴焦虑	特征是有临床意义的焦虑症状不符合任何特定的焦虑障碍（包括**广泛性焦虑障碍**）的诊断标准并且作为对应激源的反应出现。
双相障碍、抑郁障碍和**精神分裂症谱系及其他精神病性障碍**	通常焦虑作为一种伴随特征出现，但还包括某种心境或**精神病性障碍**的典型的其他特定症状。如果焦虑只发生在**双相、抑郁**或**精神病性障碍**的病程中，则不应单独诊断**广泛性焦虑障碍**。
非病理性焦虑	特征是个体的担心更好控制或没有严重到引起有临床意义的痛苦或功能损害。

强迫及相关障碍

3.6.1　强迫症的鉴别诊断

强迫症（OCD），其特征是强迫思维（即反复出现的想法、冲动或表象，被体验为侵入性的和不需要的，个体试图忽略或压抑），和/或强迫行为（即反复出现的行为或精神活动，个体感到被迫对强迫思维做出反应或依据必须机械遵守的规则去执行），必须区别于……

相对于**强迫症**……

由于其他躯体疾病所致的强迫及相关障碍

要求存在作为病因的躯体疾病。如果强迫思维和强迫行为均由某种躯体疾病的直接生理效应所致，则不诊断为 OCD。

物质/药物所致的强迫及相关障碍

由于某种物质或药物的直接生理效应所致。如果强迫思维和强迫行为均由某种物质的直接生理效应所致，则不诊断为 OCD。

囤积障碍

特征是持续地难以丢弃物品或放弃所有物并过度地堆积物品。然而，对于有强迫思维（如，担心不完整或危害）伴相关囤积性强迫行为（如，获得全套物品以实现一种完整感）的个体，则应取而代之诊断为 OCD。

躯体变形障碍或**进食障碍**

特征是重复的想法仅与外貌上或体重上的先占观念相关。

特定恐怖症

特征是对有限的特定物体或情境的害怕和回避。在 OCD 中，对特定物体或情境的害怕和回避与避免促发强迫思维或强迫行为相关（如，对污染有强迫思维的个体回避灰尘）。

社交焦虑障碍（社交恐怖症）

特征是对社交情境的害怕和回避，并且重复的保证行为聚焦于减少社交恐惧。

拔毛癖（拔毛障碍）或**抓痕（皮肤搔抓）障碍**

特征是重复的想法和行动局限于拔除毛发或搔抓皮肤。

疾病焦虑障碍

特征是重复的想法只与自己患有严重疾病的观念相关。

重性抑郁发作

特征可能是重复的思维反刍，但其通常与心境相协调而且未必体验为侵入性的或痛苦的。此外，抑郁的思维反刍不像 OCD 的典型表现那样会关联到强迫行为。

3.6.1　强迫症的鉴别诊断

广泛性焦虑障碍	特征是对现实顾虑的重复想法（即担心），且这些想法不伴强迫行为。
妄想障碍	特征是所持有的重复想法达到了妄想性确信的程度。
精神分裂症	以反刍性妄想观念和刻板行为为特征，伴有精神分裂症的其他典型症状（如，幻觉、言语瓦解、阴性症状）。
抽动障碍	特征是突然、快速、重复、无节律的运动或发声（如，眨眼、清嗓子），这些症状不及强迫行为复杂，也不是为了抵消强迫思维。
刻板运动障碍	特征是重复的、看似被迫的、非功能性的运动行为（如，撞头、摆动身体、咬自己），这些症状不及强迫行为复杂，也不是为了抵消强迫思维。
与其他精神障碍有关的被驱使（"强迫"）的行为	与**赌博障碍**、**性欲倒错障碍**和**物质使用障碍**等障碍有关，且特征为个体从活动中获得愉悦感并仅仅因其有害后果而想予以抵制。相比之下，OCD中的强迫思维和强迫行为是强烈焦虑的来源，体验也不是愉悦的。
强迫型人格障碍	涉及一种持久而广泛的适应不良的模式，表现为过度的追求完美和僵化克制，但不是以存在强迫思维和强迫行为为特征。
非病理性的迷信行为和重复行为	并不耗时，也未导致有临床意义的损害或痛苦。

3.6.2　躯体变形障碍的鉴别诊断

躯体变形障碍，其特征是存在认为身体外貌有缺陷或瑕疵的先占观念，必须区别于……	相对于**躯体变形障碍**……
正常的外貌担忧和对明显引人注意的身体缺陷的担忧	不涉及过度的与外貌相关的先占观念和耗时的重复行为，通常难以抵抗或控制，并引起明显的痛苦或损害。
神经性厌食和神经性贪食	特征是仅限于对体形和体重的关注。如果对外貌的先占观念超出总的体形和体重（如，沉湎于自己认为的面部缺陷），则**躯体变形障碍**的共病诊断可能适合。
性别烦躁	特征是对身体的关注仅限于想要去除第一或第二性征。只有对外貌的先占观念超出性别上的躯体表现时，才应诊断**躯体变形障碍**。
重性抑郁发作、回避型人格障碍和社交焦虑障碍（社交恐怖症）	特征经常是低自尊和感到有缺陷，可能包括对身体外貌的关注。相比之下，在**躯体变形障碍**中，个体沉湎于自己认为的外貌缺陷并表现出重复行为（如，照镜子、过度修饰、搔抓皮肤、寻求保证）或精神活动（如，对比自己和他人的外貌），作为对外貌关注的反应。
强迫症	包括侵入性的想法和重复的行为，不限于对外貌的关注。
拔毛癖（拔毛障碍）	特征是反复地拔除毛发导致毛发减少，并一再试图停止，此行为并非想要改善与体毛过多相关的外貌缺陷。然而，如果拔除毛发的行为与对体毛过多这一外貌缺陷的先占观念联合出现，则**躯体变形障碍**的诊断可能更为适合。
抓痕（皮肤搔抓）障碍	特征是反复地搔抓皮肤导致皮肤损伤，并一再试图停止，此行为并非想要改善自己认为的皮肤缺陷的外观。如果皮肤搔抓行为与认为有皮肤缺陷的先占观念联合出现，则**躯体变形障碍**的诊断可能更为适合。
妄想障碍，躯体型	以突出的妄想为特征，涉及身体功能或感觉。对于某些有**躯体变形障碍**的个体，他们对外貌缺陷的信念达到了妄想性确信的程度（即他们完全坚信对自身缺陷的看法是准确的）。这些个体被诊断为有**躯体变形障碍伴缺乏自知力**，而不是有**妄想障碍**。

3.6.2   躯体变形障碍的鉴别诊断

表演型人格障碍或**自恋型人格障碍**	特征可能是关注外貌，但不涉及特定的外貌缺陷。
躯体完整性认同障碍（沉湎于希望变成残疾，起病于童年）	特征可能是沉湎于渴望截肢，以纠正个体认为的身体认同感与解剖构造之间的不匹配。然而，与**躯体变形障碍**不同，先占观念并不聚焦于肢体的外表上。

3.6.3　囤积障碍的鉴别诊断

囤积障碍，其特征是由于认为需要积攒物品而持续地难以丢弃或放弃所有物，必须区别于……	相对于**囤积障碍**……
由于其他躯体疾病所致的强迫及相关障碍	要求存在作为病因的躯体疾病（如，创伤性脑损伤、控制惊厥发作的外科切除术，脑血管病）。如果囤积行为由某种一般躯体疾病的直接生理效应所致，则不诊断为**囤积障碍**。
由于神经退行性疾病所致的重度神经认知障碍，如额颞叶退行性变或阿尔茨海默病	堆积行为的出现是渐进的并遵循神经认知障碍的病程，可能伴有自我忽视和家庭环境的极度肮脏，还有其他神经精神症状。如果判定堆积物品是退行性大脑障碍的直接后果，则不诊断为**囤积障碍**。
自闭症谱系障碍	可能包括过度堆积物品，与某种强度异常的固定兴趣相关（如，收集火柴盒的封面），在这种情况下不诊断为**囤积障碍**。
强迫症	特征是反复出现的行为，个体感到被迫对强迫思维做出反应或依据必须机械遵守的规则去执行并且个体一般体验为是自我排斥的。这与**囤积障碍**中自我和谐的堆积物品形成对比。当堆积物品作为**强迫症**的直接后果出现时（如，不丢弃物品以避免无止境的检查仪式），则不诊断为**囤积障碍**。然而，当严重囤积与**强迫症**的其他典型症状同时出现但又判定为独立于这些症状时，**囤积障碍**和**强迫症**两者均可诊断。
精神病性障碍（如，精神分裂症）	特征可能是堆积物品作为妄想信念（如，收集丢弃的铝箔碎片以保护自己免遭辐射）或命令性幻觉的后果，在这种情况下，不诊断为**囤积障碍**。
重性抑郁障碍	可能与杂乱环境有关，它作为抑郁症状如疲劳、无力和精神运动性迟滞的直接后果出现，在这种情况下，不诊断为**囤积障碍**。
正常的收集行为	是有条理的和系统的，即使在某种情况下所有物的实际数量可能类似于有囤积障碍的个体。此外，它并不引起**囤积障碍**典型的杂乱、痛苦或损害。

3.6.4　拔毛癖（拔毛障碍）的鉴别诊断

拔毛癖，其特征为反复地拔除毛发，并一再试图停止拔毛，必须区别于……	相对于**拔毛癖**……
导致毛发减少的躯体疾病	某些疾病如疤痕性秃头症（如，斑秃）和非疤痕性秃头症（如，慢性盘状红斑狼疮）能够完全解释毛发减少的现象。如果拔毛可归因于这些躯体疾病之一，则不诊断为**拔毛癖**。
强迫症	特征为行为是对强迫思维的反应或是依据必须机械遵守的规则去执行。如果拔毛是强迫思维或强迫行为的直接后果（如，关注对称性的个体可能把拔毛作为他们对称仪式的一部分），则不诊断为**拔毛癖**。
躯体变形障碍	特征是沉湎于臆想的身体外貌上的缺陷，在某些情况下可能导致出现去除个体认为丑陋或异常的体毛的先占观念。如果拔毛是认为有外貌缺陷的先占观念的直接后果，则不诊断为**拔毛癖**。
精神病性障碍（如，精神分裂症）	特征可能为拔毛是对妄想或幻觉的反应。如果拔毛能被某种**精神病性障碍**更好地解释，则不诊断为**拔毛癖**。
刻板运动障碍	涉及不同于（或不限于）拔毛（如，握手或挥手、摆动身体、撞头）的重复行为。
正常的脱毛或处理	特征是脱毛单纯为了美容（即改善个体的外表）或仅限于拧、把玩或咬自己的头发。在这些情况下，功能上的痛苦或损害并不显著，因而此类表现不足以诊断为**拔毛癖**。

3.6.5 抓痕（皮肤搔抓）障碍的鉴别诊断

抓痕障碍，其特征为反复的搔抓皮肤导致皮肤损伤并一再试图停止，必须区别于……	相对于**抓痕障碍**……
由于其他躯体疾病所致的强迫及相关障碍	皮肤搔抓由某种一般躯体疾病的直接生理效应所致。如果皮肤搔抓可归因于某种皮肤疾病（如，疥疮）的直接生理效应，则不诊断为**抓痕障碍**。
物质/药物所致的强迫及相关障碍	皮肤搔抓由某种物质（如，可卡因）的直接生理效应所致。如果皮肤搔抓可完全归因于某种物质，则不诊断为**抓痕障碍**。
强迫症	可能作为严重的洗涤强迫行为的后果出现。如果皮肤损伤能被**强迫症**更好地解释，则不诊断为**抓痕障碍**。
躯体变形障碍	可能包括皮肤搔抓行为以改善认为的外貌缺陷。如果皮肤搔抓能被**躯体变形障碍**更好地解释，则不诊断为**抓痕障碍**。
精神病性障碍（如，精神分裂症）	可能包括皮肤搔抓作为对妄想（即寄生虫病）或触幻觉（即蚁走感）的反应。在这些情况下，不应诊断为**抓痕障碍**。
刻板运动障碍	涉及不同于（或不限于）皮肤搔抓（如，握手或挥手、摆动身体、撞头）的重复行为。

创伤及应激相关障碍

3.7.1　创伤后应激障碍或急性应激障碍*的鉴别诊断

创伤后应激障碍（PTSD）或**急性应激障碍**（ASD），其特征是暴露于实际或受到威胁的死亡、严重伤害或性暴力，随后出现侵入症状、持续地回避与创伤有关的刺激、认知和心境的负性改变，以及警觉和反应性的明显改变……

相对于**创伤后应激障碍**或**急性应激障碍**……

适应障碍	特征是可以由任何严重水平的应激源引起且没有特定的反应模式（如，侵入症状）。当对极端应激源的反应不符合 PTSD 或 ASD（或另一种特定的精神障碍）的诊断标准时，当 PTSD 或 ASD 的症状模式作为对非创伤性应激源（如，配偶离开、被解雇）的反应时，使用**适应障碍**的诊断。
持续性复杂丧痛障碍（在 DSM-5 的第三部分）	特征是侵入性想法和对逝者的回忆至少持续死后的 12 个月。相比之下，PTSD 中的侵入症状围绕与逝世相关的创伤性事件，而在**持续性复杂丧痛障碍**中，侵入症状集中在逝者的诸多方面，包括亲密关系的正性方面和分离的痛苦。
可能发生在暴露于极端应激源之后的其他精神障碍	特征是反应模式符合 DSM-5 中用于其他精神障碍的诊断标准（如，**短暂精神病性障碍，重性抑郁障碍**）。
强迫症	通常以反复出现的侵入性想法为特征，但这些被体验为不恰当的并且与某种经历过的创伤性事件无关。
惊恐障碍	可能以警觉性和分离症状为特征，但这些症状发生在**惊恐发作**期间，而与创伤性事件无关。
广泛性焦虑障碍	可能以持续的易激惹和焦虑症状为特征，但与 PTSD 或 ASD 不同，这些症状与创伤性应激源无关。
分离障碍	特征是分离症状不一定与接触创伤性应激源相关（但通常相关）。分离症状发生在完整的 PTSD 综合征的背景中，可能需要使用**伴分离症状**的标注。

续表

3.7.1 创伤后应激障碍或急性应激障碍* 的鉴别诊断

精神病性障碍（如，精神分裂症）	可能以错觉或幻觉等知觉症状为特征。这些应该区别于 PTSD 或 ASD 中的闪回，闪回以包括部分创伤性事件的感觉侵入为特征，可能伴有对周围环境觉知的完全丧失。这些发作通常是短暂的，但可能伴有持续的痛苦和警觉性增高，它们一般不被考虑为精神病性现象。
创伤性脑损伤	以**创伤性脑损伤**（如，创伤性事故、炸弹爆炸、加速/减速伤）后出现的神经认知症状（如，持续的定向障碍和意识错乱）为特征。因为这种创伤性事件也能引起 ASD 和 PTSD，因此两种诊断均应考虑。
诈病	特征是伪装症状，当涉及法律、财务和其他利益时，必须每次都要排除。

* PTSD 和 ASD 因病程的长短而不同。在 ASD 中暴露于创伤性应激源后反应模式的病程为 3 天至 1 个月。在 PTSD 中反应模式的病程超过 1 个月。

3.7.2 适应障碍的鉴别诊断

适应障碍，其特征是出现有临床意义的情绪或行为症状，但不符合其他精神障碍的诊断标准，必须区别于……	相对于**适应障碍**……
所有其他特定的精神障碍	特征是有特定的症状模式并且不要求症状是对应激源的反应（除**创伤后应激障碍、急性应激障碍、反应性依恋障碍**和**脱抑制性社交参与障碍**以外）。如果症状符合特定精神障碍的诊断标准或代表某种现患障碍的恶化，则不诊断为**适应障碍**。**适应障碍**的诊断可以附加在其他精神障碍上，如果后者不能解释作为对应激源的反应的特定症状。例如，个体可能在失业后出现**适应障碍伴抑郁心境**，而同时还有**强迫症**的诊断。
创伤后应激障碍或**急性应激障碍**	每种都要求应激源是极端的并且要有特征性的侵入症状、对与应激源有关刺激的持续回避、认知和心境的负性改变，以及警觉和反应性的明显变化。
其他特定的或未特定的类别（如，**其他特定的抑郁障碍**）	只在不符合任何特定 DSM-5 障碍（包括**适应障碍**）的标准时才诊断。
影响其他躯体疾病的心理因素	以特定的心理实体（如，心理症状、行为、其他因素）为特征，它们可以促发、加重症状或使个体处于罹患躯体疾病的风险中，或使现患疾病恶化。作为对比，当躯体疾病充当心理应激源导致心理反应时，则诊断为**适应障碍**。
丧痛	特征是对丧失所爱之人的反应，与预期一致。只有症状超出预期表现时，才诊断为**适应障碍**。
持续性复杂丧痛障碍（在 DSM-5 的第三部分）	特征是持续性的对所爱之人死亡的适应不良和病理性反应。相对于病程最长为 6 个月的**适应障碍，持续性复杂丧痛障碍**要求症状至少存在 12 个月。
对应激的非病理性反应	特征是鉴于应激源的性质，症状处于意料之中，并且未导致有临床意义的痛苦或损害。

分离障碍

3.8.1　分离性遗忘症的鉴别诊断

分离性遗忘症，其特征是不能回忆起重要的个人信息，通常具有创伤或应激性质，必须区别于……

相对于**分离性遗忘症**……

在由于其他躯体疾病所致的重度或轻度神经认知障碍中的记忆损害

特征是对个人信息的记忆丧失，通常嵌入在认知、语言、情感、注意和行为的紊乱中。在**分离性遗忘症**中，记忆缺陷主要针对个人经历的信息，且智力和其他认知能力仍然保持。

酒精或其他物质所致的记忆丧失

特征是有即刻回忆事件的能力（即工作记忆完好），但数分钟后就无法回忆（这是由于记忆存储的失败继发于物质对中枢神经系统的直接效应。物质所致的"一过性黑蒙"通常不可逆转。

由于脑损伤所致的创伤后遗忘症

特征是有明确的躯体创伤史、一段时间的无意识或遗忘、脑损伤的客观证据并且对头部损伤之前的时光有短暂的逆行性遗忘。如果逆行性创伤后遗忘非常广泛，以致与脑部的损伤不成比例，则**分离性遗忘症**的共病诊断可能适合。

分离性身份障碍

特征是自我感和自我控制感的广泛性中断，伴有许多其他的分离症状。在有**分离性遗忘症**的个体中，遗忘通常是局部的、选择性的并相对稳定。如果记忆的缺口被**分离性身份障碍**更好地解释，则不诊断为**分离性遗忘症**。

创伤后应激障碍或急性应激障碍

特征可能是无法部分或全部回忆起某个特定的创伤性事件。发生在**创伤后应激障碍**背景下的仅限于创伤性事件的遗忘，一般不需要额外诊断**分离性遗忘症**。然而，如果遗忘的范围超出创伤发生的时刻，**分离性遗忘症**的共病诊断可能需要（如，强奸受害者不能回忆起强奸案发生当天的大部分事件）。

诈病或做作性障碍

特征是伪装的遗忘。然而没有单项测评、系列测评或成套的程序总是能把**分离性遗忘症**与伪装的遗忘症区分开来，与伪装的遗忘症有关的相同背景因素（如，财务、性或法律问题，或逃离应激性环境的愿望）也都与**分离性遗忘症**有关。

日常的记忆丧失、对梦境的遗忘、对童年经历的遗忘、催眠后遗忘或年龄相关的记忆丧失

特征是鉴于所处的背景，记忆困难在正常的范围内。

3.8.2 人格解体／现实解体障碍的鉴别诊断

人格解体／现实解体障碍，其特征是持续或反复的人格解体的体验，必须区别于……

相对于**人格解体／现实解体障碍**……

由于一般躯体疾病所致的分离症状

要求存在作为病因的躯体疾病，如惊厥障碍，诊断为**由于其他躯体疾病所致的其他特定的精神障碍，伴分离症状**。如果症状均由一般躯体疾病对中枢神经系统的直接生理效应所致，则不诊断**人格解体／现实解体障碍**。

物质中毒或**物质戒断**

特征可能是分离症状伴有其他的**物质中毒**或**物质戒断**症状。最常见的促发物质是大麻、致幻剂、氯胺酮、摇头丸和鼠尾草。在急性中毒或戒断期间，可归因于物质生理效应的人格解体/现实解体症状不诊断为**人格解体／现实解体障碍**。然而，物质可加剧已有人格解体/现实解体的症状。因而鉴别诊断依赖于仔细地评估物质使用和人格解体/现实解体症状之间的时间关系。

分离性身份障碍

特征可能是人格解体或现实解体的症状伴随自我感和自我控制感的广泛中断。如果症状被**分离性身份障碍**更好地解释，则不诊断**人格解体／现实解体障碍**。

惊恐发作

特征可能是人格解体或现实解体症状伴随其他的**惊恐发作**症状。**惊恐发作**症状突然出现并在数分钟内达到顶峰。作为对比，在**人格解体／现实解体障碍**中人格解体或现实解体的发作通常持续数小时、数周或数月。如果症状仅出现在**惊恐发作**期间，则不诊断**人格解体／现实解体障碍**。

创伤后应激障碍或**急性应激障碍**

特征可能是分离性症状的出现是对接触创伤性应激源的反应（并且对于**创伤后应激障碍**，可使用标注**伴分离症状**）。如果症状被**创伤后应激障碍**或**急性应激障碍**更好地解释，则不诊断为**人格解体／现实解体障碍**。

精神病性障碍（如，**精神分裂症**）

特征可能是在妄想中个体相信自己死了或世界不真实。作为对比，在**人格解体／现实解体障碍**中对人格解体/现实解体的现实检验能力是完好的（即个体知道自己没有真的死去和世界也是真实的）。

续表

3.8.2 人格解体／现实解体障碍的鉴别诊断

重性抑郁障碍	特征可能是在**重性抑郁发作**期间出现麻木感，无生气、情感淡漠和感觉在梦中，并伴有其他典型的抑郁症状。在**人格解体／现实解体障碍**中，麻木感与该障碍的其他症状有关（如，与自身的疏离感）并在个体没有抑郁时出现。
"正常的"人格解体/现实解体症状	是一过性的并缺乏有临床意义的损害或痛苦。大约一半的成人经历过至少一次终生性的人格解体/现实解体发作。完全符合该障碍诊断标准的人格解体/现实解体症状非常少见，终生患病率约为 2%。

躯体症状及相关障碍

3.9.1　躯体症状障碍的鉴别诊断

躯体症状障碍，其特征是躯体症状是痛苦的或导致日常生活受到显著破坏并伴有与躯体症状或有关健康问题相关的过度的想法、感受或行为，或与健康有关的过度担心，必须区别于……

相对于**躯体症状障碍**……

躯体疾病典型的令人痛苦的躯体症状	特征是缺少与个体躯体症状严重性不相称的和持续的想法，没有对健康或躯体症状的持续高水平的焦虑，也未对躯体症状或健康问题投入过多的时间和精力。存在不明病因的躯体症状本身不足以诊断**躯体症状障碍**，而且存在已经确诊的躯体疾病（如，糖尿病或心脏病）的躯体症状，如果符合诊断标准，则不能排除**躯体症状障碍**的诊断。
疾病焦虑障碍	特征是对健康的广泛担心，但没有或只有很轻微的躯体症状。在**躯体症状障碍**中，主要聚焦于令人痛苦的躯体主诉。
躯体变形障碍	特征是沉湎于一种认为的躯体外貌上的缺陷。在**躯体症状障碍**中，对躯体症状的担心反映了对基础疾病的关心，而不是外貌上的缺陷。
转换障碍（功能性神经症状障碍）	需要功能丧失（如，某一肢体的功能）作为主诉症状，而在**躯体症状障碍**中聚焦在特定症状引起的痛苦上。此外，**躯体症状障碍**的诊断需要伴有与躯体症状或有关健康问题相关的过度的想法、感受或行为。
广泛性焦虑障碍	特征是担心多个事件、处境或活动，可能包括对个体健康的关心。在**躯体症状障碍**中担心的主要焦点是躯体症状和健康问题。
惊恐障碍	特征是躯体症状发生在**惊恐发作**的背景下并随之担心**惊恐发作**的健康意义。在**躯体症状障碍**中，焦虑和躯体症状是相对持续的。
强迫症	特征是反复出现的想法，被体验为侵入性的和不需要的且个体试图忽略或抑制，并伴有个体感到被迫执行的重复行为。在**躯体症状障碍**中，对躯体症状或疾病的反复担心不是侵入性的，也没有个体感到被迫执行的相关重复行为。

续表

3.9.1　躯体症状障碍的鉴别诊断

抑郁障碍	一般伴有躯体症状，但这些症状通常只出现在抑郁心境的发作期。此外，**抑郁障碍**中的躯体症状伴有烦躁心境和特征性的相关症状。
精神病性障碍（如，**精神分裂症**）	可能存在具有妄想性质的对躯体问题的担心。
做作性障碍或**诈病**	特征为躯体症状是故意产生或伪装的。

3.9.2 疾病焦虑障碍的鉴别诊断

疾病焦虑障碍，其特征是患有或获得某种严重疾病的先占观念，不存在伴随的躯体症状，必须区别于……	相对于**疾病焦虑障碍**……
对躯体疾病的可预期的担心	对躯体疾病的担心和痛苦与其严重性是相称的。只有与健康相关的焦虑和对疾病的担心明显与躯体疾病的严重性不相称时，才适合**疾病焦虑障碍**的共病诊断。与躯体疾病相关的短暂的先占观念一般不构成**疾病焦虑障碍**。
躯体症状障碍	特征是存在显著的躯体症状。作为对比，有**疾病焦虑障碍**的个体没有或只有轻微的躯体症状，并且主要是担心自己患有某种严重疾病。
对患病的**特定恐怖症**	特征是害怕自己可能得病，而不像**疾病焦虑障碍**中那样害怕自己已经患病。
广泛性焦虑障碍	特征是对多个事件、处境或活动感到焦虑和担心，其中只有一个可能涉及健康问题。
惊恐障碍	特征可能是认为**惊恐发作**反映自己存在严重的躯体疾病（如心脏病），特别对此观念感到焦虑或担心。尽管有**惊恐障碍**的个体可能存在对健康问题的焦虑，但他们的焦虑通常是急性的和发作性的。作为对比，在**疾病焦虑障碍**中，对健康问题的焦虑和恐惧更加慢性和持久。一些有**疾病焦虑障碍**的个体会经历被疾病担忧所触发的**惊恐发作**。
强迫症	特征可能是侵入性的想法聚焦于害怕未来患病，并通常有额外的涉及其他问题的强迫思维或行为。有**疾病焦虑障碍**个体的侵入性想法是关于患有某种疾病并可能伴有相关的强迫行为（如，寻求保证）。
躯体变形障碍	特征是担忧仅限于个体认为有缺陷或瑕疵的躯体外形上。
适应障碍	特征是功能上的显著痛苦或损害，作为对心理社会应激源（如，被诊断出有躯体疾病）的反应并且有时间限制（即在应激源终止后持续不超过 6 个月）。**疾病焦虑障碍**的诊断要求不成比例的与健康相关的焦虑症状持续 6 个月以上。

3.9.2　疾病焦虑障碍的鉴别诊断

重性抑郁障碍	特征可能是对健康问题穷思竭虑并过度的担忧疾病状况，伴有**重性抑郁发作**的特征性症状（如，抑郁心境、兴趣或愉悦感减退）。如果这些担心仅发生在**重性抑郁发作**期间，则不能单独诊断**疾病焦虑障碍**。然而，如果在**重性抑郁障碍**发作缓解后，过度的疾病担忧仍然持续，则应考虑**疾病焦虑障碍**的诊断。
精神病性障碍（如，妄想障碍）	特征可能是有躯体妄想（如，认为某个器官正在腐烂或死去）或对患病的妄想性信念。有**疾病焦虑障碍**的个体对疾病的担心程度达不到**精神病性障碍**中躯体妄想的顽固性和强度，并且个体能够承认所惧怕的疾病可能是不存在的。

3.9.3　转换障碍（功能性神经症状障碍）的鉴别诊断

转换障碍，其特征是自主运动或感觉功能发生改变的症状，与公认的神经系统或躯体疾病不一致，必须区别于……	相对于**转换障碍**……
隐匿的神经系统或其他躯体疾病，或物质/药物所致的障碍	能够完全解释涉及自主运动或感觉功能的缺陷。只有在适当的调查后，症状或缺陷不能被神经系统或一般躯体疾病或某种物质或药物的直接效应完全地解释，才能诊断**转换障碍**。
躯体症状障碍	特征是令人痛苦的躯体症状，伴有与躯体症状或有关健康问题相关的过度的想法、感受或行为，不管是否躯体症状能被躯体疾病充分地解释。作为对比，在**转换障碍**中，临床和/或实验室检查必须提供神经系统症状与公认的神经系统或一般躯体疾病不相符的证据。
疾病焦虑障碍	特征是聚焦在引起假性神经系统症状的"严重疾病"上。
抑郁障碍	特征可能是一般性的肢体"沉重"感，伴有核心抑郁症状，而**转换障碍**中的无力更局限和显著。
分离障碍	涉及神经系统的功能（如，记忆、意识），而不是自主运动或感觉功能。
做作性障碍或诈病	特征为症状是故意产生或伪装的。在**转换障碍**中，即使主诉的神经系统症状与真实状况不一致，它们也不是个体故意伪装出来的。如果症状是故意产生或伪装的，则不诊断**转换障碍**。

3.9.4　影响其他躯体疾病的心理因素的鉴别诊断

影响其他躯体疾病的心理因素，其特征是心理因素负性地影响躯体疾病的过程或治疗，对个体构成了健康风险，或影响基础的病理生理状况，必须区别于……

相对于**影响其他躯体疾病的心理因素**……

由于一般躯体疾病所致的精神障碍

特征是精神障碍和一般躯体疾病的症状有时间上的关联，但病因关系是相反的方向。在由于一般躯体疾病所致的精神障碍中，认为躯体疾病通过直接的生理机制引起精神障碍，而在**影响其他躯体疾病的心理因素**中，认为心理或行为因素影响了躯体疾病的过程。

适应障碍

特征可能是对一般躯体疾病有临床意义的心理反应，一般躯体疾病是可确定的应激源。例如，有心绞痛的个体产生适应不良的预期焦虑，则诊断为**适应障碍伴焦虑**，而有心绞痛的个体只要发怒就会促发心绞痛，将诊断为**影响其他躯体疾病的心理因素**。

引起或加重其他躯体疾病的精神障碍

完全符合某种精神障碍诊断标准的症状经常导致躯体并发症，最值得注意的是**物质使用障碍**（如，**重度酒精使用障碍**、**重度烟草使用障碍**）。如果个体患有的精神障碍负面地影响或引起某种一般躯体疾病，则精神障碍和躯体疾病均要诊断；然而，当心理特质或行为不符合精神障碍的诊断标准，则诊断为**影响其他躯体疾病的心理因素**。

躯体症状障碍

特征是令人痛苦的躯体症状以及作为对这些症状反应所发生的过度或适应不良的想法、感受和行为，强调的是适应不良的想法、感受和行为（如，有心绞痛的个体持续担心将要心脏病发作，每天多次量血压并限制自己的活动）。在**影响其他躯体疾病的心理因素**中，强调的是一般躯体疾病的恶化（如，有心绞痛的个体只要焦虑就会促发心绞痛）。

疾病焦虑障碍

特征是对疾病的高度焦虑，导致痛苦或对日常生活的破坏，没有或只有极少的躯体症状。在**影响其他躯体疾病的心理因素**中，焦虑可能是影响一般躯体疾病的相关心理因素，但临床上关心的是对躯体疾病的不良影响。

3.9.5 做作性障碍*的鉴别诊断

做作性障碍，其特征是伪造躯体或心理上的体征或症状，或诱发自己或他人产生损伤或疾病，被识别出与欺骗有关，必须区别于……	相对于**做作性障碍**……
躯体症状障碍	特征可能是对认为的躯体问题过度关注并寻求治疗，但没有证据表明个体提供了虚假信息或实施了欺骗行为。
诈病	特征是为了个人的获益（如，钱财、脱岗），故意地报告或伪装症状，而**做作性障碍**的诊断要求即使在没有明显外部动机的情况下，伪装行为仍旧持续。
转换障碍（功能性神经症状障碍）	特征是神经系统症状与神经系统的病病理生理状况不一致。**做作性障碍**伴神经系统症状以欺骗性伪造症状的证据区别于**转换障碍**。
边缘型人格障碍	特征可能是在没有自杀观念的情况下，故意进行躯体上的自我伤害。**做作性障碍**要求对损伤的诱发与欺骗有关。
对儿童或老人的虐待（有别于对他人的做作性障碍）	特征是对被照料者的虐待性损伤说谎，仅仅为了保护自己免于承担责任。这些个体不能诊断为**对他人的做作性障碍**，因为欺骗行为受到明显外部动机的驱使（即免受刑事责任）。若发现照料者说谎的范围更加广泛，超出即刻自我保护的需要，可诊断为**对他人的做作性障碍**。

* **做作性障碍**有两种形式：**对自身的做作性障碍**，是个体伪装躯体或精神症状，以及**对他人的做作性障碍**，是个体欺骗性地诱发他人产生疾病或损伤，他人通常为个体抚养的儿童或赡养的老人。

喂食和进食障碍

3.10.1　回避性／限制性摄食障碍的鉴别诊断

回避性／限制性摄食障碍（ARFID），其特征是持续地未能满足恰当的营养和/或能量的需求，与进食或喂食的紊乱相关，必须区别于……

相对于**回避性/限制性摄食障碍**……

其他躯体疾病

食物摄入受限可能发生在其他躯体疾病中（如，胃肠道疾病、食物过敏和不耐受、隐匿性恶性肿瘤），特别是伴有呕吐、食欲不振、恶心、腹部疼痛或腹泻等持续症状时。如果摄入紊乱超出常规与躯体疾病有关的情况并需要额外的临床关注或如果在躯体疾病治愈后仍持续存在，则 ARFID 的诊断可能适合。

特定的神经系统、结构性或先天性障碍和疾病，伴喂食困难

喂食困难常见于许多先天性及神经系统疾病，它们经常与口腔/食道/咽部的结构和功能问题相关。如果摄食紊乱超出常规与躯体疾病有关的情况并需要额外的临床关注，则 ARFID 的诊断可能适合。

反应性依恋障碍

照料者-儿童关系的紊乱通常影响喂食和儿童的摄入。如果喂食紊乱是主要的干预焦点，ARFID 的诊断可能适合。

自闭症谱系障碍

可能以刻板的进食行为和感官敏感性升高为特征。但这通常不会引起 ARFID 诊断所要求的损害水平（如，体重减轻、营养不良）。只有进食紊乱需要特定的治疗时，才应诊断为 ARFID。

特定恐怖症，其他类型，伴害怕呕吐

特征是回避可能引起噎住或呕吐的情境，并且可能导致食物回避和某种摄食限制。当进食问题本身变成临床关注的主要焦点时，则需要 ARFID 的诊断。

神经性厌食

虽然 ARFID 和**神经性厌食**均以食物限制和低体重为特征，有**神经性厌食**的个体还表现出害怕体重增加或变胖，或有持续干扰体重增加的行为，还存在对体重和体型的感知和体验上的特定紊乱。

重性抑郁障碍

特征可能是食欲减退以致个体表现出显著的摄食受限和体重减轻，通常随着抑郁的消失而减轻。如果进食紊乱需要特定的治疗，则 ARFID 的诊断可能适合。

3.10.1　回避性／限制性摄食障碍的鉴别诊断

| 精神分离症谱系及其他精神病性障碍 | 特征可能是古怪的进食行为，由妄想信念引起的对特定食物的回避，或其他回避或限制摄入的表现。如果进食紊乱需要特定的治疗，则 ARFID 的诊断可能适合。 |

3.10.2　神经性厌食的鉴别诊断

神经性厌食，其特征是相对于需求而言，限制能量的摄取，导致显著的低体重；强烈害怕体重增加；以及对自身体重或体型的体验方式上发生紊乱，必须区别于……

相对于**神经性厌食**……

其他躯体疾病

许多其他躯体疾病（如，肿瘤、感染、代谢或内分泌疾病）均以体重减轻为特征。然而，有这些障碍的个体，与**神经性厌食**不同，没有对自身体重或体型的体验方式上的紊乱、没有对体重增加的强烈的害怕，也没有持续干扰适当的体重增加的行为。体重减轻经常伴有食欲减退并包括基础躯体疾病的典型体征、症状或实验室发现。

物质使用障碍

特征可能是由于营养摄入差而引起低体重，但滥用物质的个体一般不害怕体重增加且没有体像上的紊乱。某些为了抑制食欲而滥用兴奋剂的个体可能被干扰体重增加的欲望驱使；如果还存在**神经性厌食**的其他症状，则**神经性厌食**的诊断是必要的。

神经性贪食

在这两种状况中，个体都会表现出反复发作的暴食、出现不恰当的行为以避免体重增加（如，自我引吐），且过度地担心体型和体重。这两种状况可基于体重进行区分。有**神经性贪食**的个体把体重维持在最低正常值或以上，而那些有**神经性厌食**的个体则处于显著的低体重。

回避性/限制性摄食障碍

特征是明显的体重减轻、营养不良和对摄食的限制，但与**神经性厌食**不同，体重减轻和食物限制不是出于害怕体重增加或变胖。

抑郁障碍中的体重减轻

不伴有过度减轻体重的欲望或对体重增加的强烈恐惧，同时包括**抑郁障碍**的典型特征（如，抑郁心境、兴趣丧失）。

精神分裂症

特征可能是异常的进食行为，但不伴有过度减轻体重的欲望或对体重增加或变胖的强烈恐惧，同时伴有精神分裂症的典型特征（如，妄想、幻觉、言语瓦解）。

强迫症

在这两种状况中，都有反复出现的侵入性想法和强迫行为。但在**神经性厌食**中，这些想法和行为仅针对体重、进食或食物。只有存在与体重、进食或食物无关的其他强迫观念或强迫行为时（如，污染），才应考虑**强迫症**的额外诊断。

3.10.2　神经性厌食的鉴别诊断

社交焦虑障碍（社交恐怖症）	在**神经性厌食**和**社交焦虑障碍**中，个体可能对当众进食感到丢脸或尴尬。在**神经性厌食**中，社交恐惧仅限于进食行为。只有存在对其他社交情境（如，在公共场所演讲）的恐惧时，才有必要额外诊断**社交焦虑障碍**。
躯体变形障碍	在**神经性厌食**和**躯体变形障碍**中，个体均可能沉湎于一种臆想的身体外貌的缺陷。在**神经性厌食**中，这种先占观念仅针对体型和体重。只有对身体的歪曲与体重或变胖无关时（如，对自己鼻子形状的先占观念），才有必要额外诊断**躯体变形障碍**。

3.10.3　神经性贪食的鉴别诊断

神经性贪食，其特征是反复发作的暴食，伴有不恰当的代偿行为以预防体重增加，必须区别于……	相对于**神经性贪食**……
一般躯体疾病中的呕吐或腹泻或伴有过度的物质使用	是由于一般躯体疾病或物质使用的直接生理效应所致。
神经性厌食	特征可能是发作性的暴食和清除行为。与**神经性贪食**相比，**神经性厌食**的诊断需要明显的低体重（即体重低于最小正常值）。暴食行为仅发生在**神经性厌食**发作期间的个体被诊断为**神经性厌食，暴食/清除型**。如果因为体重变得正常等原因，不再完全符合**神经性厌食，暴食/清除型**的诊断标准，只有达到**神经性贪食**的诊断标准至少 3 个月，才应给予**神经性贪食**的诊断。
暴食障碍	特征是暴食但不存在规律地使用不恰当的代偿机制以抵消暴食的影响。作为对比，**神经性贪食**要求暴食和不恰当的代偿行为至少每周 1 次，持续 3 个月。
克莱恩 - 莱文综合征	特征是饮食过量，但不存在**神经性贪食**的典型心理特征，如过度担心体型和体重。
重性抑郁障碍或**双相 I 型障碍**中的**重性抑郁发作伴非典型特征**	特征可能是过量饮食伴有抑郁的其他症状，但过量饮食并不一定以暴食的形式出现而且个体没有不恰当的代偿行为，也不表现出典型的对体型和体重的过度担心。如果符合**神经性贪食**和**重性抑郁发作伴非典型特征**的诊断标准，则均应诊断。
边缘型人格障碍	特征可能是暴食伴**边缘型人格障碍**的典型特征（如，自残、人际关系不稳定）。相比之下，**神经性贪食**的诊断要求暴食后有不恰当的代偿行为以及对体型和体重的过度担心。如果符合**神经性贪食**和**边缘型人格障碍**的诊断标准，两者均可诊断。

3.10.4　暴食障碍的鉴别诊断

暴食障碍，其特征是反复发作的暴食伴有明显的痛苦，必须区别于……	相对于暴食障碍……
神经性贪食	两种状况均以反复的暴食为特征，但在**神经性贪食**中存在反复不恰当的代偿行为（如，清除、被迫运动）。
肥胖	虽然许多有**暴食障碍**的个体过于肥胖，但那些有**暴食障碍**的个体可能对体重和体型的超价观念更加严重，精神疾病共病的比例显著更高，并更可能获得循证心理治疗的长期成功结局。
重性抑郁障碍或**双相Ⅰ型障碍**中的**重性抑郁发作伴非典型特征**	特征可能是过量饮食伴有抑郁的其他症状，但过量饮食并不一定以暴食的形式出现，并且进食可能失去控制或没有。如果符合**暴食障碍**和**重性抑郁发作伴非典型特征**的诊断标准，则两者均应诊断。
边缘型人格障碍	作为**边缘型人格障碍**定义的一部分，冲动行为的诊断标准中包括暴食。如果符合**暴食障碍**和**边缘型人格障碍**的全部诊断标准，则两者均应诊断。

睡眠-觉醒障碍

3.11.1　失眠障碍的鉴别诊断

失眠障碍，其特征是对睡眠时长或质量不满意，表现为难以入睡或维持睡眠，或早醒且不能再入睡，必须区别于……

相对于**失眠障碍**……

短睡眠者（睡眠需求少的个体）

短睡眠者没有入睡或维持睡眠的困难，也没有日间困倦的症状（如，疲乏、专注力问题、易激惹）。一些短睡眠者试图通过延长卧床时间来使睡眠周期更长，可能造成失眠样的睡眠模式。

睡眠剥夺

特征是不充足的睡眠条件或环境，通常是暂时的（如，职业或家庭的责任迫使个体保持觉醒状态）。在这种情况下，不诊断**失眠障碍**。

睡眠时相延迟与轮班工作型的昼夜节律睡眠-觉醒障碍

在**昼夜节律睡眠-觉醒障碍，轮班工作型**中，存在近期轮班工作继而睡眠紊乱的历史。有**昼夜节律睡眠-觉醒障碍，睡眠时相延迟型**的个体（即"夜猫子"），只有当他们试图按照社会上的正常时间睡眠时才会报告有入睡性失眠，但当他们就寝和起床时间延迟并与其内源性昼夜节律重合时，则不会报告难以入睡或维持睡眠。如果入睡和维持睡眠的困难能被**昼夜节律睡眠觉醒障碍**更好地解释，并只出现在其病程中，则不诊断**失眠障碍**。

不安腿综合征

特征是有移动双腿的冲动并伴有不舒服的腿部感觉，而且经常产生起始和维持睡眠的困难。如果起始和维持睡眠的困难能被**不安腿综合征**更好地解释，并只出现在其病程中，则不诊断**失眠障碍**。

与呼吸相关的睡眠障碍

特征是大声打鼾、在睡眠中呼吸暂停以及过度的日间困倦，同时这些个体中多达一半报告有失眠症状。如果起始和维持睡眠的困难能被**与呼吸相关的睡眠障碍**更好地解释，并只出现在其病程中，则不诊断**失眠障碍**。

发作性睡病

特征是除了失眠的主诉以外，还有过度的日间困倦、猝倒、睡瘫症以及与睡眠相关的幻觉。如果起始和维持睡眠的困难能被**发作性睡病**更好地解释，并只出现在其病程中，则不诊断**失眠障碍**。

3.11.1 失眠障碍的鉴别诊断

睡眠异态（即**非快速眼动睡眠唤醒障碍、梦魇障碍、快速眼动睡眠行为障碍**）	特征是睡眠期间出现的不寻常的行为或事件，可能导致间歇性的觉醒和难以继续睡眠；然而，正是这些行为事件，而非失眠本身，是主要的临床表现。如果起始和维持睡眠的困难能被**睡眠异态**更好地解释，并只出现在其病程中，则不诊断**失眠障碍**。
与其他精神障碍或一般躯体疾病相关的失眠	无论**失眠障碍**作为一个独立疾病出现，还是与其他精神障碍（如**重性抑郁障碍**）或一般躯体疾病（如疼痛）共病，均可做出**失眠障碍**的诊断。需要使用标注表明它是否与非睡眠障碍的精神共病或与其他躯体共病。
物质/药物所致的睡眠障碍，失眠型	由于某种物质或药物的直接生理效应所致。如果症状可归因于某种物质（包括药物）的直接生理效应，则不诊断**失眠障碍**。

3.11.2 嗜睡障碍的鉴别诊断

嗜睡障碍，其特征是过度困倦，反复陷入睡眠、延长主要睡眠周期仍不能恢复精神，或在突然觉醒后难以完全清醒，必须区别于……

相对于**嗜睡障碍**……

正常的长睡眠者	要求睡眠时间超过平均睡眠时长。长睡眠者当获得所需的夜间睡眠时间后，就不存在过度困倦、睡眠惯性或自动行为，并且他们报告睡眠可以恢复精神。如果社交或职业的要求导致夜间睡眠缩短，日间症状就可能出现。在有**嗜睡障碍**的个体中，无论夜间睡眠的长短，过度困倦的症状都会出现。
不充足的夜间睡眠	能够产生日间困倦的症状，非常类似于**嗜睡障碍**。平均睡眠时间每晚少于 7 小时强烈提示夜间睡眠不足，在每 24 小时周期里平均超过 9～10 小时的睡眠但仍不能恢复精神，提示**嗜睡障碍**的诊断。与**嗜睡障碍**不同，不充足的夜间睡眠不可能持续数十年而没有缓解。
失眠障碍导致的日间疲乏	特征是与睡眠时长或质量有关的过度困倦。如果过度困倦能被**失眠障碍**更好地解释，并只出现在其病程中，则不诊断**嗜睡障碍**。
发作性睡病	特征是在同一天内反复出现不可抑制的睡眠需求、陷入睡眠或打盹，伴有其他典型特征例如猝倒发作、下丘脑分泌素缺乏以及特定的多导睡眠图发现［即快速眼动（REM）睡眠潜伏期小于或等于 15 分钟，或多次睡眠潜伏期测试显示平均睡眠潜伏期小于或等于 8 分钟，以及有两次或更多次的以 REM 期开始的睡眠］。如果过度困倦能被**发作性睡病**更好地解释，并只出现在其病程中，则不诊断**嗜睡障碍**。
与呼吸相关的睡眠障碍	特征是日间困倦伴有特定的多导睡眠图发现（如每小时低通气或呼吸暂停的最少次数）并且经常有夜间症状（如大声打鼾、呼吸暂停）。如果过度困倦能被**与呼吸相关的睡眠障碍**更好地解释，并只出现在其病程中，则不诊断**嗜睡障碍**。
昼夜节律睡眠-觉醒障碍	经常表现为日间困倦，伴有不正常的睡眠-觉醒时间表（有轮班或规律的时间安排）。如果过度困倦能被**昼夜节律睡眠-觉醒障碍**更好地解释，并只出现在其病程中，则不诊断**嗜睡障碍**。

3.11.2　嗜睡障碍的鉴别诊断

睡眠异态（即非**快速眼动睡眠唤醒障碍**、**梦魇障碍**、**快速眼动睡眠行为障碍**）	可能表现为与梦魇、睡惊、睡行有关的日间困倦，或者在 REM 睡眠期发作与发声和/或复杂运动行为有关的唤醒。如果过度困倦能被**睡眠异态**更好地解释，并只出现在其病程中，则不诊断**嗜睡障碍**。
与其他精神障碍或一般躯体疾病有关的嗜睡	无论**嗜睡障碍**作为一个独立疾病出现，还是与其他精神障碍（如**重性抑郁障碍**中的嗜睡）或一般躯体疾病（如帕金森病）共病，均可做出**嗜睡障碍**的诊断。需要使用标注表明它是否伴有非睡眠障碍的精神共病或其他躯体共病。
物质/药物所致的睡眠障碍，日间困倦型	由于某种物质或药物的直接生理效应所致。如果症状可归因于某种物质（包括药物）的直接生理效应，则不诊断**嗜睡障碍**。

性功能失调

3.12.1　性功能失调的鉴别诊断

性功能失调，其特征是在所有或几乎所有的性活动中经历性功能方面的症状（即性欲减退、唤起障碍、早泄、性高潮延迟、性交痛），必须区别于……	相对于**性功能失调**……
可解释性功能失调的躯体疾病	如果功能失调可以完全归因于某种一般躯体疾病（如，自主神经病变）的直接生理效应，则不做DSM-5**性功能失调**的诊断。
物质/药物所致的性功能失调	涉及的性功能障碍能被使用、不当使用或停用某种物质或药物更好地解释。如果功能失调能够完全归因于某种物质或药物的直接生理效应，则不做**性功能失调**的诊断。
发生在与性无关的精神障碍（如，**重性抑郁**或**双相障碍**、**创伤后应激障碍**、**精神病性障碍**）中的性问题	特征是性功能失调只出现在其他精神障碍的症状背景中（如，在**重性抑郁发作**的背景中出现性欲低下）。如果性功能失调在与性无关的精神障碍起病前就存在或在与性无关的精神障碍缓解后仍然持续，可能需要单独诊断**性功能失调**。
与严重的关系困扰或伴侣暴力有关的性问题	如果严重的关系困扰或伴侣暴力能够更好地解释与性有关的问题，则不做**性功能失调**的诊断，同时应该使用恰当的用于关系问题的 V 或 Z 编码。
与关系问题有关的性问题	经常限定于某个特定的伴侣（情境性的）并且随着关系问题的恶化而加重。在某些情境中，**性功能失调**和关系问题可能要一并诊断。
并非由于**性功能失调**所致的性问题	可能是性刺激不充分的结果，它可能阻碍唤起或性高潮的体验。虽然可能仍需要关注，但不做**性功能失调**的诊断。

性别烦躁

3.13.1　性别烦躁的鉴别诊断

性别烦躁，其特征是个体体验或表达出的性别与出生性别之间的明显不一致，伴有强烈的欲望想要成为体验到的性别，并引起有临床意义的痛苦或损害，必须区别于……

相对于**性别烦躁**……

与性别角色的不一致

特征是与刻板的性别角色行为不一致（如，女孩中的"假小子"行为，成年男性偶尔的跨性别着装），但没有在社交、职业或其他功能领域中的有临床意义的痛苦或损害。**性别烦躁**的特征是有强烈的欲望想要成为表达出的性别而非出生性别，并且转换性别的活动和兴趣达到一定的程度和广度。

易装障碍

特征是跨性别的着装行为可以产生性兴奋并引起痛苦和/或损害，但不认为个体的原始性别是个问题。如果个体既可以由跨性别着装引起性唤起，同时又有**性别烦躁**，可给予这两种诊断。

躯体变形障碍

特征可能是持续地想要改变或去除某个特定的躯体部位或特征，因为它被认为是畸形和丑陋的，并非因为它代表了对出生性别的否定。当个体的表现符合**性别烦躁**和**躯体变形障碍**的诊断标准时，可给予这两种诊断。

精神病性障碍（如，精神分裂症）

可能很少以认为自己属于另一种性别的妄想为特征。在没有**精神病性障碍**的其他典型症状（如，幻觉、其他妄想）的情况下，不认为有**性别烦躁**的个体对自己属于另一种性别的坚持是一种妄想。

破坏性、冲动控制及品行障碍

3.14.1　对立违抗障碍的鉴别诊断

对立违抗障碍（ODD），其特征是一种愤怒/易激惹的心境、争辩/对抗的行为或报复的模式，必须区别于……	相对于**对立违抗障碍**……
特定发育阶段的典型非病理性对立行为	没有临床意义或不是一种持续的模式。
适应障碍伴行为紊乱	是一种有时限的对应激源适应不良的反应并且不符合 ODD 的诊断标准。
品行障碍	特征是行为问题的性质比 ODD 中的更加严重并且包括对人或动物的攻击、对财物的破坏，或者偷窃或欺骗的模式。此外，**品行障碍**不包括情绪失调的问题（即愤怒和易激惹的心境）。如果符合 ODD 和**品行障碍**的诊断标准，两者均可诊断。
注意缺陷/多动障碍	特征可能是对立行为仅发生在个体无法遵守要求付出持续努力和注意或要求坐着不动的情境下。如果对立行为还出现在其他情境中，则 ODD 的额外诊断可能是恰当的。
破坏性心境失调障碍	特征是脾气爆发比 ODD 中的表现更加频繁（每周 3 次或更多）、慢性（12 个月或以上）、持续（没有持续 3 个月以上的无症状期）和严重（言语暴怒或对人或财物的躯体攻击）。如果符合**破坏性心境失调障碍**的诊断标准，则不诊断为 ODD。
间歇性暴怒障碍	特征是反复的行为爆发，涉及针对他人的严重躯体或言语攻击，这种表现不是 ODD 定义的一部分。如果反复的冲动性攻击发作超出了 ODD 中通常所见的程度并且需要独立的临床关注，则可以额外诊断为**间歇性暴怒障碍**。
双相障碍、抑郁障碍或**精神病性障碍**	对立行为仅出现在心境紊乱的背景中或与妄想或幻觉相关。
智力障碍（智力发育障碍）	可能以伴随智力缺陷的对立行为为特征。只有与心理年龄且**智力障碍**严重程度均相当的个体的常见水平相比，对立行为显著更加严重时，才能给出 ODD 的诊断。

3.14.1　对立违抗障碍的鉴别诊断

语言障碍	对立行为可能与语言理解力受损导致的无法听从指令相关。
选择性缄默症	特征是由于害怕负性评价而非对立的动机导致无法说话。

3.14.2　间歇性暴怒障碍的鉴别诊断

间歇性暴怒障碍，其特征是反复的行为爆发，明显与挑衅或任何诱发性的心理社会应激源不成比例，必须区别于……

相对于**间歇性暴怒障碍**……

物质中毒或**物质戒断**

特征是可能由于物质中毒或戒断的直接生理效应导致了攻击行为。如果攻击爆发只出现在**物质中毒**或**物质戒断**期间，不诊断为**间歇性暴怒障碍**。

由于其他躯体疾病所致的谵妄，由于其他躯体疾病所致的重度或轻度神经认知障碍、物质中毒性谵妄、物质戒断性谵妄、药物所致的谵妄或物质/药物所致的重度或轻度神经认知障碍

包括特征性症状（如，在**谵妄**中注意力和定向力受损并且病程波动）伴有攻击爆发并且需要存在作为病因的躯体疾病或物质/药物使用。神经系统检查中非特异的异常表现（如，"软体征"）和非特异的脑电图改变不构成作为病因的躯体疾病，但可以与**间歇性暴怒障碍**的诊断并存。

由于其他躯体疾病所致的人格改变，攻击型

个体先前特征性人格模式的改变涉及攻击爆发并需要存在作为病因的躯体疾病。神经系统检查中非特异的异常表现（如，"软体征"）和非特异的脑电图改变不构成作为病因的躯体疾病，但可以与**间歇性暴怒障碍**的诊断并存。

破坏性心境失调障碍

特征是攻击爆发，伴有持续的负性心境状态（即易激惹、愤怒），发生在冲动性攻击爆发间期的几乎每天的大部分时间里，起病于 10 岁之前。如果**破坏性心境失调障碍**的诊断能够更好地解释攻击爆发，则不诊断为**间歇性暴怒障碍**。

反社会型人格障碍或**边缘型人格障碍**

特征可能是反复的、有问题的冲动性攻击爆发，发生在一种持久的**人格障碍**的背景下。如果攻击爆发能被其中一种**人格障碍**更好地解释，则不诊断为**间歇性暴怒障碍**。

注意缺陷/多动障碍（ADHD）、品行障碍或对立违抗障碍

可能与攻击爆发有关。在 ADHD 中，特征性的冲动可以表现为冲动性攻击爆发；在**品行障碍**中，攻击通常是主动的、掠夺性的；在**对立违抗障碍**中，攻击典型地表现为发脾气和与权威人士的口头争辩。如果反复的冲动性攻击爆发超出了在这些障碍中通常所见的程度并且需要独立的临床关注，可以做出**间歇性暴怒障碍**的额外诊断。

3.14.2　间歇性暴怒障碍的鉴别诊断

其他精神障碍（如，精神分裂症、躁狂发作）	除典型特征外，可能还包括冲动性攻击这种有关特征。如果攻击行为只出现在这些障碍的发作期（如，在**躁狂发作**期、在妄想时期），不诊断为**间歇性暴怒障碍**。
不能归因于精神障碍的攻击行为	被政治或宗教信仰、报仇、金钱利益、寻求刺激或其他与精神障碍无关的原因驱动。

3.14.3　品行障碍的鉴别诊断

品行障碍，其特征是一种反复且持续的行为模式，表现为侵犯他人的基本权利或违反与年龄匹配的主要社会规范或规则，必须区别于……	相对于**品行障碍**……
对立违抗障碍	特征是破坏行为通常没有品行障碍那么严重，也不包含对人或动物的攻击、对财物的破坏、盗窃或欺骗的模式。此外，**对立违抗障碍**包括情绪失调问题（即愤怒和易激惹），这不是**品行障碍**定义的一部分。如果符合两种障碍的诊断标准，两者均可诊断。
注意缺陷/多动障碍	特征是多动和冲动行为可能具有破坏性，但行为本身并不侵犯社会规范或他人的权利。如果符合两种障碍的诊断标准，两者均可诊断。
双相Ⅰ型障碍或双相Ⅱ型障碍，重性抑郁障碍、持续性抑郁障碍（恶劣心境）或破坏性心境失调障碍	特征可能是与易激惹和攻击有关的行为问题，并可以通过在没有心境紊乱时缺乏显著的攻击性或非攻击性品行问题来与**品行障碍**进行区分。
间歇性暴怒障碍	特征是攻击局限于冲动性攻击，而非事先预谋的，也不是为了达到某种具体的目标。如果同时符合这两种诊断标准，只有当反复的、冲动性攻击爆发需要独立的临床关注时，才应给予**间歇性暴怒障碍**的诊断。
与精神病性障碍相关的反社会行为（如，**精神分裂症**）	仅作为对妄想或幻觉的反应出现。
适应障碍伴行为紊乱	特征是有时限的品行问题，低于**品行障碍**的严重性阈值，并且明确是对心理社会应激源的反应，而非作为一种持久模式的一部分。
儿童或青少年的反社会行为	低于**品行障碍**的严重性阈值或不是一种持久模式的一部分（即孤立的反社会行为）。
反社会型人格障碍	只能在18岁或以上的个体中诊断。如果是18岁或以上个体并且符合**反社会型人格障碍**的诊断标准，则不诊断为**品行障碍**。

物质相关及成瘾障碍

3.15.1　物质使用障碍的鉴别诊断

物质使用障碍，其特征是一种有问题的物质使用模式，导致有临床意义的损害或痛苦，必须区别于……

相对于**物质使用障碍**……

非病理性物质使用

特征是反复使用相对低的剂量并可能偶尔发生中毒，但不伴有负性后果（如，仅限于偶尔在周末发生的中毒，因而不损害工作或学业功能）。**物质使用障碍**的特征是大量使用，导致显著的痛苦或功能损害。个体对大量物质使用的否认可能导致非病理性物质使用和**物质使用障碍**之间的鉴别复杂化，同时物质使用问题常见于那些被他人（如，学校、家庭、雇主、刑事司法系统）转介来治疗的个体。

物质/药物所致的精神障碍（包括**物质中毒**和**物质戒断**）

特征是在滥用的物质、药物或毒素暴露作用的背景下发展出的中枢神经系统综合征。它们不同于**物质使用障碍**，**物质使用障碍**是与物质使用模式有关的病理性行为模式。鉴于**物质使用障碍**特有的大量物质使用经常导致**物质所致障碍**的出现，因此它们通常同时发生并且两者均应被诊断（如，**重度可卡因使用障碍**伴共病的**可卡因所致的精神病性障碍，于中毒期间起病**）。

儿童期品行障碍和成人期**反社会型人格障碍**

物质使用（包括酒精使用）**障碍**可见于绝大多数有**反社会型人格障碍**的个体中，并且先前存在的**品行障碍**与该**物质使用障碍**的早发有关。

躁狂发作期间的物质使用

当个体没有使用物质时，典型症状（如，心境高涨、易激惹、随境转移、睡眠需求减少、思维奔逸）的发作仍然持续。如果在**躁狂发作**期间的物质使用符合**物质使用障碍**的诊断标准，两者均可诊断。

3.15.2　赌博障碍的鉴别诊断

赌博障碍，其特征是持久且反复的有问题的赌博行为，导致有临床意义的损害或痛苦，必须区别于……	相对于**赌博障碍**……
职业赌博	特征是训练有素并且承担的风险有限，目的是作为一种收入的来源。
社交赌博	通常发生在朋友之间，特征是用于赌博的时间有限，且承担的风险也是有限的。
躁狂发作	特征是当个体没有赌博时，症状（如，心境欣快、言语快速、自尊心增长、思维奔逸）仍然持续。如果赌博行为能用一次**躁狂发作**来更好地解释，则不诊断为**赌博障碍**。
网络游戏障碍（在 DSM-5 第三部分）	特征是沉湎于使用**网络**来玩游戏，经常与其他玩家一起，导致有临床意义的痛苦或损害。与**赌博障碍**相比，不涉及金钱作为赌注。

神经认知障碍

3.16.1 谵妄的鉴别诊断

谵妄，其特征是注意（即指向、聚焦、维持和转移注意的能力减弱）和意识（对环境的定向减弱）的紊乱，往往病情每日波动并且由于某种物质或躯体疾病的生理效应导致，必须区别于……

相对于**谵妄**……

重度或轻度神经认知障碍

特征是病程相对稳定或逐渐进展，通常持续时间更长，并且尽管有很多认知缺陷，但维持注意力和觉察环境的能力没有受损。然而，**谵妄**可以发生在已有**神经认知障碍**的个体中。如果认知缺陷仅发生在**谵妄**的背景下，则不诊断为**重度或轻度神经认知障碍**。当**谵妄**发生在某种已有的**神经认知障碍**的背景下，则应该单独诊断。

物质中毒或物质戒断

特征可能是注意和意识缺陷，但这些紊乱不是主要的临床表现同时也没有严重到需要临床关注。只有当意识紊乱占主导并需要临床关注时，才用**物质中毒性谵妄或物质戒断性谵妄**的诊断取代**物质中毒或物质戒断**。

物质/药物所致的精神病性障碍或由于其他躯体疾病所致的精神病性障碍

特征是妄想或幻觉是由于某种物质、药物或一般躯体疾病的生理效应导致，但这些症状不伴有注意和意识的紊乱，也不存在**谵妄**典型的其他认知、语言或视空间能力的紊乱。如果精神病性症状仅出现在**谵妄**的病程中，则不诊断为**物质/药物所致的精神病性障碍或由于其他躯体疾病所致的精神病性障碍**。

精神分裂症谱系及其他精神病性障碍、双相障碍或抑郁障碍

可能以妄想、幻觉或激越为特征，但它们不是由于某种一般躯体疾病或物质/药物使用的直接生理效应导致；它们不伴有**谵妄**典型的注意和意识紊乱以及其他认知、语言或视空间能力的紊乱。

3.16.2　重度或轻度神经认知障碍 * 的鉴别诊断

重度或轻度神经认知障碍，其特征是在一个或多个认知领域（复杂注意、执行功能、学习和记忆、语言、知觉运动或社会认知），与先前的表现水平相比存在认知下降的证据，这是由于某种躯体疾病或某种物质的持续性影响所致，必须区别于……

相对于**重度或轻度神经认知障碍**……

谵妄

特征是注意（即指向、聚焦、维持和转移注意的能力减弱）和意识（对环境的定向减弱）的紊乱，在较短的时间内发生，通常为数小时到数天，并且病情往往每日波动。相比之下，大多数类型的重度或轻度神经认知障碍（如，由于阿尔茨海默病所致）逐渐起病并渐进恶化。如果认知缺陷仅出现在**谵妄**的背景下，则不诊断为**重度或轻度神经认知障碍**。然而，**谵妄**期可以叠加在某种神经认知障碍之上，如果存在就应诊断。

物质中毒或**物质戒断**

特征可能是认知损害在中毒或戒断的急性作用减轻时出现缓解。相比之下，只有认知损害的持续时间超出急性中毒或戒断的期限，才能诊断为**物质/药物所致的重度或轻度神经认知障碍**。

智力障碍（智力发育障碍）

特征是在概念、社交和实用领域的智力和适应功能的缺陷，起病于发育期。相比之下，**重度或轻度神经认知障碍**代表了认知功能的下降。如果有**智力障碍**的个体由于共病的躯体疾病出现认知功能下降，则可以另行诊断为**神经认知障碍**（如有唐氏综合征的个体在遭遇头部损伤后认知能力进一步下降）。

精神分裂症

可能以认知损害和功能恶化为特征，与**重度或轻度神经认知障碍**相比，**精神分裂症**一般起病年龄更早、认知损害不甚严重，还有典型的症状模式（如，妄想和幻觉），同时并非由于某种一般躯体疾病或物质/药物使用的直接效应导致。

分离性遗忘症或发生在其他分离障碍中的遗忘

通常涉及一种局限的与创伤性事件有关的记忆丧失，并非由于某种一般躯体疾病或物质/药物使用的直接效应导致。

重性抑郁障碍

特征可能是记忆缺陷、难以专注以及其他认知损害，但是与**重度或轻度神经认知障碍**相比，这些缺陷随抑郁缓解而改善，并伴有其他典型的抑郁症状，而且并非由于某种一般躯体疾病或物质/药物使用的直接效应导致。

3.16.2　重度或轻度神经认知障碍*的鉴别诊断

双相Ⅰ型障碍	特征可能是影响长期功能的慢性认知损害。与**重度或轻度神经认知障碍**相比，**双相Ⅰ型障碍**一般起病更早、认知损害不甚严重，存在**躁狂**和**重性抑郁发作**，同时并非由于某种一般躯体疾病或物质/药物使用的直接效应导致。
与年龄相关的认知下降	特征是认知损害的程度与参照个体年龄的预期水平一致，并非由于某种一般躯体疾病或物质/药物使用的直接效应导致。

  ＊ DSM-5 中的两类神经认知障碍，即**重度**和**轻度**，要基于神经认知缺陷的严重程度进行鉴别。**重度神经认知障碍**的特征是有显著的认知下降，严重到干扰了个体的独立性，而**轻度神经认知障碍**的特征是有一定的认知下降，尚未严重到干扰日常活动，虽然个体可能需要付出更大的努力、使用代偿策略或进行适应。

人格障碍

3.17.1 偏执型人格障碍的鉴别诊断

偏执型人格障碍，其特征是对他人的普遍不信任和猜疑以至把他人的动机解释为恶意，必须区别于……	相对于**偏执型人格障碍**……
妄想障碍，被害型；**精神分裂症**；**双相Ⅰ型或Ⅱ型障碍伴精神病性特征**；以及**抑郁障碍伴精神病性特征**	特征是有一段持续性的精神病性症状。要额外给出**偏执型人格障碍**的诊断，则**人格障碍**必须出现在精神病性症状发生之前，而当精神病性症状缓解时**人格障碍**必须持续存在。
由于其他躯体疾病所致的人格改变，偏执型	特征是人格改变与一般躯体疾病的直接效应相关。
在**分裂型人格障碍**中的社交不适和偏执观念	还包括魔幻思维、不寻常的感知紊乱和古怪的言语或行为等症状。
在**分裂样人格障碍**中的疏远行为	不以偏执观念为特征。
在**边缘型人格障碍**或**表演型人格障碍**中对微小刺激的反应	不一定与普遍的多疑有关。
在**回避型人格障碍**中不愿意向他人吐露心声	由于害怕难堪或被发现能力不足。
在**自恋型人格障碍**中的怀疑或疏离	特征是害怕被揭露出不完美或瑕疵。

3.17.2　分裂样人格障碍的鉴别诊断

分裂样人格障碍，其特征是一种普遍的脱离社交关系和在人际交往中情感表达受限的模式，必须区别于……	相对于**分裂样人格障碍**……
精神分裂症	特征可能是有一段持续性的精神病性症状、情感表达减少和社交退缩，伴随**精神分裂症**的其他症状，如幻觉或言语瓦解。要额外给出**分裂样人格障碍**的诊断，则人格障碍必须出现在**精神分裂症**的症状发生之前，而当症状缓解时**人格障碍**必须持续存在。
自闭症谱系障碍	特征是社交互动受损更重以及刻板的行为和兴趣。
由于其他躯体疾病所致的人格障碍，冷漠型	特征是人格改变与一般躯体疾病的直接效应相关。
分裂型人格障碍	特征是除社交隔离外，还有认知和感知的紊乱。
偏执型人格障碍	特征是怀疑和偏执观念。
回避型人格障碍	特征是对亲密关系有积极的渴望，但因害怕难堪或被拒绝而受到限制。
强迫型人格障碍	特征可能是社交疏离与对工作的投入和对情感的不自在有关，并非缺乏形成亲密关系的能力。

3. 17. 3　分裂型人格障碍的鉴别诊断

分裂型人格障碍，其特征是一种普遍的在社交和人际关系上有缺陷的模式，表现为对亲密关系感到强烈的不舒服和建立亲密关系的能力降低，还有认知或知觉的扭曲和古怪行为，必须区别于……	相对于**分裂型人格障碍**……
妄想障碍、精神分裂症、双相Ⅰ型或双相Ⅱ型障碍伴精神病性特征以及**抑郁障碍伴精神病性特征**	特征是有一段持续性的精神病性症状。要额外给出**分裂型人格障碍**的诊断，则**人格障碍**必须出现在精神病性症状发生之前，而当精神病性症状缓解时**人格障碍**必须持续存在。
自闭症谱系障碍	特征是更加严重受损的社交互动以及刻板的行为和兴趣。
语言障碍	特征是言语紊乱更加严重，伴有代偿性地尝试用其他方式沟通（如，手势）。
由于其他躯体疾病所致的人格改变，偏执型	特征是人格改变与一般躯体疾病的直接效应相关。
在**偏执型人格障碍**和**分裂样人格障碍**中的社交脱离	特征是缺乏认知或知觉的扭曲同时缺乏明显的反常或古怪。
回避型人格障碍	特征是对亲密关系有积极的渴望，但因害怕难堪或被拒绝而受到限制。
在**自恋型人格障碍**中的怀疑或社交退缩	特征是害怕被揭露出存在不完美。
边缘型人格障碍	特征是有冲动和操纵行为。
青少年中一过性的分裂型特质	反映了暂时的情绪骚动而非持久的人格障碍。

3.17.4 反社会型人格障碍的鉴别诊断

反社会型人格障碍，其特征是一种普遍的漠视或侵犯他人权利的模式，始于 15 岁，必须区别于……	相对于反社会型人格障碍……
由于物质使用所致的孤立的反社会行为	仅与服用毒品相关，不是始于童年的反社会行为模式的一部分。
发生在精神分裂症或躁狂发作中的反社会行为	与这些障碍的典型症状有关，但与先前存在的品行障碍无关。如果反社会行为仅出现在精神分裂症或躁狂发作的病程中，则不应诊断为反社会型人格障碍。
品行障碍	特征是一种反复且持续的行为模式，表现为侵犯他人的基本权利或违反与年龄匹配的主要社会规范或规则；可以在任何年龄诊断品行障碍。只有 18 岁以上的个体才能给予反社会型人格障碍的诊断，并且必须在 15 岁之前有一些品行障碍的症状史。在 18 岁以上的个体中，只有在不符合反社会型人格障碍的诊断标准时，才做出品行障碍的诊断。
在自恋型人格障碍中的口齿伶俐、剥削性和缺乏同理心	不以冲动、攻击和先前的品行障碍模式为特征。
在表演型人格障碍中肤浅的情绪化	不以冲动、攻击和先前的品行障碍模式为特征。
在边缘型人格障碍中的操纵行为	不以冲动、攻击和先前的品行障碍模式为特征。
在偏执型人格障碍中的反社会行为	受到报仇而不是利益的驱动。
成人的反社会行为	特征性表现不是起病于童年或青少年的持久的反社会行为模式以及反社会型人格障碍的其他人格特征。

3.17.5　边缘型人格障碍的鉴别诊断

边缘型人格障碍，其特征是一种普遍的人际关系、自我形象和情感不稳定并有明显冲动性的模式，必须区别于……	相对于**边缘型人格障碍**……
表演型人格障碍	特征性表现不是自我破坏、愤怒地扰乱亲密关系以及慢性深刻的空虚和孤独感。
在**分裂型人格障碍**中的偏执观念或错觉	特征是偏执观念，其人际反应性更少并且更难被外部结构和支持修正。
在**偏执型人格障碍**和**表演型人格障碍**中的偏执观念或对微小刺激的愤怒反应	特征是自我形象相对稳定，并且相对缺乏自我破坏、冲动及担心被抛弃。
在**反社会型人格障碍**中的操纵行为	受到权利、收益或物质利益的欲望驱动而并非想要获得关爱。
在**依恋型人格障碍**中的担心被抛弃	特征是在面对被抛弃的威胁时，加倍地讨好和顺从对方，并急于寻找替代关系以获得照顾和支持。
由于其他躯体疾病所致的人格障碍，不稳定型	特征是人格改变与一般躯体疾病的直接效应相关。

3.17.6　表演型人格障碍的鉴别诊断

表演型人格障碍，其特征是一种普遍的过度情绪化和寻求注意的模式，必须区别于……

相对于**表演型人格障碍**……

边缘型人格障碍

特征是自我破坏、愤怒地扰乱亲密关系和身份紊乱。

反社会型人格障碍

受到收益、权利或物质利益的欲望驱动而并非想要获得注意和肯定。

在自恋型人格障碍中的寻求关注

特征是为了追求优越感而需要他人的赞美。

依恋型人格障碍

特征是过度依赖他人以求赞美和指导，但没有**表演型人格障碍**中典型的炫耀情绪。

由于其他躯体疾病所致的人格障碍，脱抑制型

特征是人格改变与一般躯体疾病的直接效应相关。

3.17.7　自恋型人格障碍的鉴别诊断

自恋型人格障碍，其特征是一种普遍的夸大（在幻想或行为上）、需要赞赏和缺乏共情的模式，必须区别于……	相对于**自恋型人格障碍**……
在**表演型人格障碍**中的需要关注	与需要他人的肯定相关，而不是需要赞赏。
在**反社会型人格障碍**中的缺乏共情	以冲动、攻击和欺骗为特征，很少需要他人的赞赏。
在**边缘型人格障碍**中的需要关注	特征是自我形象不稳定、自我破坏、冲动和担心被抛弃。
在**强迫型人格障碍**中的完美主义	特征是努力达到完美并相信别人同样做不到，而不是认为自己已经达到了完美。
在**分裂型人格障碍**和**偏执型人格障碍**中的怀疑和社交退缩	与偏执观念相关，而不是害怕不完美或瑕疵被揭露。
在**躁狂**或**轻躁狂**发作中的夸大	仅出现在高涨或易激惹的心境发作期间。
由于其他躯体疾病所致的人格障碍，不稳定型	特征是人格改变与一般躯体疾病的直接效应相关。

3.17.8   回避型人格障碍的鉴别诊断

回避型人格障碍，其特征是一种普遍的社交抑制、感到能力不足和对负性评价过于敏感的模式，必须区别于……	相对于回避型人格障碍……
场所恐怖症中的回避	通常在惊恐发作起病后开始出现并且可能依据惊恐发作的频率和强度而变化。
在依赖型人格障碍中感到能力不足、对批评过于敏感和需要保证	特征是关注于被照顾，而不是避免遭到羞辱或拒绝。
在分裂样人格障碍和分裂型人格障碍中的社交隔离	特征是满足于（或甚至偏爱）社交隔离。
在偏执型人格障碍中的不愿向他人吐露心声	动机是害怕个人信息被恶意利用，而不是害怕难堪。
由于其他躯体疾病所致的人格障碍	特征是人格改变与一般躯体疾病的直接效应相关。

3.17.9　依赖型人格障碍的鉴别诊断

依赖型人格障碍，其特征是普遍且过度的需要他人照顾，以致产生顺从和依附的行为并害怕分离，必须区别于……

	相对于**依赖型人格障碍**……
分离焦虑障碍	特征是对与主要依恋对象的物理分离感到持续和过度的害怕或焦虑。在**依赖型人格障碍**中，个体的担心明确集中在需要他人照顾上，而不是分离本身。如果符合这两种障碍的诊断标准，两者均可诊断。
某种精神障碍或一般躯体疾病导致的依赖性后果	仅出现在精神障碍或一般躯体疾病的病程中，并且依据其严重程度而变化。
在**边缘型人格障碍**中的害怕被抛弃	特征是预料自己要被抛弃而做出反应，伴有情感空虚、暴怒和索取。
在**表演型人格障碍**中的需要保证和肯定	以公开炫耀和主动要求关注为特征。
回避型人格障碍	特征是强烈害怕遭到羞辱和拒绝，出现社交退缩直至个体确定自己被接受。
由于其他躯体疾病所致的人格障碍	特征是人格改变与一般躯体疾病的直接效应相关。

3.17.10 强迫型人格障碍的鉴别诊断

强迫型人格障碍，其特征是一种普遍的沉湎于秩序、完美主义并对精神和人际关系加以控制，以牺牲灵活性、开放性和效率为代价的模式，必须区别于……	相对于**强迫型人格障碍**……
强迫症	特征是存在真正的强迫观念和/或强迫行为。
囤积障碍	特征是持续地难以丢弃或放弃所有物，不管它们的实际价值如何，但这只是**强迫型人格障碍**诊断标准中的一条。在**囤积障碍**中，与**强迫型人格障碍**相比，此症状是主要的临床表现并导致财物的聚集，凌乱地堆满有效居住区并显著损害其预期用途。如果符合这两种障碍的诊断标准，两者均可诊断。
在**自恋型人格障碍**中的完美主义	特征是相信已经达到完美。
在**反社会型人格障碍**中的缺乏慷慨	特征是放纵自己，而不是对自己和他人在花销风格上都很吝啬。
在**分裂样人格障碍**中的社交脱离	发生在缺乏建立亲密关系的能力的背景下，而不是对情感的不自在和对工作的过度投入。
由于其他躯体疾病所致的人格障碍	特征是人格改变与一般躯体疾病的直接效应相关。

3.17.11　由于其他躯体疾病所致的人格改变的鉴别诊断

由于其他躯体疾病所致的人格改变，其特征是由于某种躯体疾病的直接生理效应导致的持续性人格紊乱，代表了个体的典型人格模式的变化，必须区别于……	相对于**由于其他躯体疾病所致的人格改变**……
在**谵妄**中作为伴随特征的人格改变	除了人格改变以外，包括波动性的认知缺陷。如果人格紊乱仅出现在**谵妄**的病程中，则不诊断为**由于其他躯体疾病所致的人格改变**。
在**重度或轻度神经认知障碍**中作为伴随特征的人格改变	除了人格改变以外，包括记忆损害和其他认知缺陷。如果人格紊乱是突出特征，那么除**重度或轻度神经认知障碍**的诊断外，还可给予**由于其他躯体疾病所致的人格改变**的诊断。
与**由于其他躯体疾病所致的其他精神障碍**（如，**由于其他躯体疾病所致的抑郁障碍**）有关的人格改变	包括由于一般躯体疾病的直接效应所致的其他突出的精神症状（如抑郁心境）。如果紊乱能被**由于其他躯体疾病所致的其他精神障碍**更好地解释，则不诊断为**由于其他躯体疾病所致的人格改变**。
物质使用障碍引起的人格改变	不是由于一般躯体疾病的直接效应导致并且随**物质使用障碍**的缓解而逐渐恢复。
与其他精神障碍（如，**精神分裂症**中的社交退缩）有关的人格改变	不是由于一般躯体疾病的直接效应导致。
人格障碍	有不同的起病年龄（即不晚于青少年或成年早期）、病程和典型特征，并且不是由于一般躯体疾病的直接效应导致。

性欲倒错障碍

3.18.1　性欲倒错障碍的鉴别诊断

性欲倒错障碍，特征是对以下活动有强烈且持续的性兴趣，包括偷窥他人的私密活动（**窥阴障碍**）；暴露生殖器（**露阴障碍**）；在未经他人允许下触摸或摩擦对方（**摩擦障碍**）；承受羞辱、捆绑或折磨（**性受虐障碍**）；使他人承受羞辱、捆绑或折磨（**性施虐障碍**）；性活动聚焦于儿童（**恋童障碍**）；聚焦于无生命的物体或身体部位（**恋物障碍**）；或跨性别装束（**易装障碍**），引起有临床意义的痛苦或损害，必须区别于……

相对于**性欲倒错障碍**……

非病理性的使用性幻想、行为或物体	不引起有临床意义的痛苦或损害，通常对性活动不是必需的，并且仅涉及征得同意的伴侣。
由与其他精神障碍（如，**躁狂发作、重度或轻度神经认知障碍、精神分裂症**）相关的判断力、社交技能或冲动控制下降导致的性行为	通常不是个体偏好或强制性的模式，仅发生在精神障碍的病程中，经常起病年龄更晚，同时伴有精神障碍的典型特征（如认知损害、妄想）。
在**品行障碍**和**反社会型人格障碍**中的偷窥他人的私密活动（区别于**窥阴障碍**）	特征是有额外的打破规范和反社会的行为。通过缺乏对秘密观看不知情者的裸体或性活动的特定性兴趣，可与**窥阴障碍**中的反社会行为进行鉴别。
在**品行障碍**和**反社会型人格障碍**中的猥亵儿童（区别于**恋童障碍**）	特征是一种缺乏共情和对他人权利的漠视，它可能包括机会性的猥亵儿童。这一点可以与**恋童障碍**相鉴别，在**恋童障碍**中存在一种确定的对儿童有性唤起的模式。
物质中毒	特征是脱抑制行为可能涉及实施某些性侵犯（如窥视、展露生殖器、摩擦不知情者）。通过缺乏对偷窥他人、暴露生殖器或摩擦不知情者的性兴趣，可与**性欲倒错障碍**相鉴别。
药物副作用（如多巴胺受体激动剂）	特征是性欲倒错样性行为是药物的副作用（尤其是用于治疗帕金森病的多巴胺受体激动剂），当不服用药物时则不是个体一贯的性行为。
强迫症（区别于**恋童障碍**）	特征可能是存在自我排斥的想法并担心自己可能对儿童有性吸引，同时还有其他自我排斥、侵入性的性观念（如，担心自己是同性恋）。与**恋童障碍**相比，在性唤起的高潮状态时（如，在自慰时达到高潮）没有关于儿童的性想法。

附录　DSM-5 分类

每一种障碍的名称前为 ICD-10-CM 的编码。空白线表示 ICD-10-CM 编码不适用。对于某些障碍而言，只能根据亚型或标注来编码。

在美国，ICD-10-CM 编码已从 2015 年 10 月 1 日起使用。

注意所有由其他躯体疾病所致的精神障碍：在由（躯体疾病）所致的精神障碍的名称中，要注明其他躯体疾病的名称。其他躯体疾病的编码和名称应列在由躯体疾病所致的精神障碍之前。

神经发育障碍

智力障碍

＿．＿	智力障碍（智力发育障碍）
	标注目前的严重程度：
F70	轻度
F71	中度
F72	重度
F73	极重度
F88	全面发育迟缓
F79	未特定的智力障碍（智力发育障碍）

交流障碍

F80.2	语言障碍
F80.0	语音障碍
F80.81	童年起病的言语流畅障碍（口吃）
	注：晚期发生的案例被诊断为 F98.5 成人发生的言语流畅障碍。
F80.89	社交（语用）交流障碍
F80.9	未特定的交流障碍

孤独症（自闭症）谱系障碍

F84.0	孤独症（自闭症）谱系障碍

标注如果是：与已知的躯体疾病或遗传疾病或环境因素有关；与其他神经发育的、精神的或行为障碍有关

标注：诊断标准 A 和 B 目前的严重程度：需要非常大量的支持，需要大量的支持，需要支持

标注如果是：是否伴智力受损，是否伴语言受损，伴紧张症（使用

　　　　　　　　　　　　额外的编码 F06.1)

注意缺陷/多动障碍

　　__ · __　　　　　注意缺陷/多动障碍

　　　　　　　　　　标注是否是：

　　F90.2　　　　　　组合表现

　　F90.0　　　　　　主要表现为注意缺陷

　　F90.1　　　　　　主要表现为多动/冲动

　　　　　　　　　　标注如果是：部分缓解

　　　　　　　　　　标注目前的严重程度：轻度、中度、重度

　　F90.8　　　　　　其他特定的注意缺陷/多动障碍

　　F90.9　　　　　　未特定的注意缺陷/多动障碍

特定学习障碍

　　__ · __　　　　　特定学习障碍

　　　　　　　　　　标注如果是：

　　F81.0　　　　　　伴阅读受损（标注如果是伴阅读的准确性，阅读速度和流畅性，
　　　　　　　　　　阅读理解力）

　　F81.81　　　　　 伴书写表达受损（标注如果是伴拼写准确性，语法和标点准确
　　　　　　　　　　性，写作表达清晰度和条理性）

　　F81.2　　　　　　伴数学受损（标注如果是伴数字感，算术事实的记忆力，计算
　　　　　　　　　　能力的准确性或流畅性，数学推理能力的准确性）

　　　　　　　　　　标注目前的严重程度：轻度、中度、重度

运动障碍

　　F82　　　　　　　发育性协调障碍

　　F98.4　　　　　　刻板运动障碍

　　　　　　　　　　标注如果是：伴自我伤害行为，无自我伤害行为

　　　　　　　　　　标注如果是：与已知的躯体或遗传疾病，神经发育障碍或环境因素
　　　　　　　　　　　有关

　　　　　　　　　　标注目前的严重程度：轻度、中度、重度

抽动障碍

　　F95.2　　　　　　抽动秽语综合征

　　F95.1　　　　　　持续性（慢性）运动或发声抽动障碍

　　　　　　　　　　标注如果是：仅仅有运动抽动，仅仅有发声抽动

　　F95.0　　　　　　暂时性抽动障碍

　　F95.8　　　　　　其他特定的抽动障碍

　　F95.9　　　　　　未特定的抽动障碍

其他神经发育障碍

　　F88　　　　　　　其他特定的神经发育障碍

　　F89　　　　　　　未特定的神经发育障碍

精神分裂症谱系及其他精神病性障碍

以下标注适用于精神分裂症谱系及其他精神病性障碍：

^a 标注如果是：以下病程标注仅适用于障碍持续时间超过 1 年：初次发作，目前处于
　急性发作期；初次发作，目前处于部分缓解期；初次发作，目前处于完全缓解期；
　多次发作，目前处于急性发作期；多次发作，目前处于部分缓解期；多次发作，目
　前处于完全缓解期；持续性的；未特定的

^b 标注如果是：伴紧张症（使用额外的编码 F06.1）

^c 标注：目前妄想、幻觉、言语紊乱、异常的精神运动行为、阴性症状、认知障碍、
　抑郁和躁狂症状的严重程度

F21	分裂型（人格）障碍
F22	妄想障碍^{a，c}
	标注是否是：钟情型、夸大型、嫉妒型、被害型、躯体型、混合型、未特定型
	标注如果是：伴离奇的内容
F23	短暂精神病性障碍^{b，c}
	标注如果是：伴明显的应激源，无明显的应激源，于产后发生
F20.81	精神分裂症样障碍^{b，c}
	标注如果是：伴良好的预后特征，无良好的预后特征
F20.9	精神分裂症^{a，b，c}
＿.＿	分裂情感性障碍^{a，b，c}
	标注是否是：
F25.0	双相型
F25.1	抑郁型
＿.＿	物质/药物所致的精神病性障碍^c
	注：参见诊断标准系列和对特定物质编码的记录程序，以及 ICD-10-CM 的编码。
	标注如果是：于中毒期间发生，于戒断期间发生
＿.＿	由于其他躯体疾病所致的精神病性障碍^c
	标注是否是：
F06.2	伴妄想
F06.0	伴幻觉
F06.1	与其他精神障碍相关的紧张症（紧张症的标注）
F06.1	由于其他躯体疾病所致的紧张症
F06.1	未特定的紧张症
	注：其他症状涉及神经和肌肉骨骼系统时，首先编码 R29.818
F28	其他特定的精神分裂症谱系及其他精神病性障碍
F29	未特定的精神分裂症谱系及其他精神病性障碍

双相及相关障碍

以下标注适用于双相及相关障碍：

a 标注：伴焦虑痛苦（标注目前的严重程度：轻度、中度、中-重度、重度）；伴混合
特征；伴快速循环；伴忧郁特征；伴非典型特征；伴心境一致性精神病性特征；伴
心境不一致性精神病性特征；伴紧张症（使用额外的编码 F06.1）；伴围产期发生；
伴季节性模式

__ . __	双相 I 型障碍a
__ . __	目前或最近一次为躁狂发作
F31.11	轻度
F31.12	中度
F31.13	重度
F31.2	伴精神病性特征
F31.73	部分缓解
F31.74	完全缓解
F31.9	未特定的
F31.0	目前或最近一次为轻躁狂发作
F31.71	部分缓解
F31.72	完全缓解
F31.9	未特定的
__ . __	目前或最近一次为抑郁发作
F31.31	轻度
F31.32	中度
F31.4	重度
F31.5	伴精神病性特征
F31.75	部分缓解
F31.76	完全缓解
F31.9	未特定的
F31.9	目前或最近一次为未特定的发作
F31.81	双相 II 型障碍a

标注目前或最近一次发作：轻躁狂、抑郁

标注其病程，如果目前不符合心境发作的全部诊断标准：部分缓解、
完全缓解

标注其严重程度，如果目前符合心境发作的全部诊断标准：轻度、
中度、重度

F34.0	环性心境障碍

标注如果是：伴焦虑痛苦

__ . __	物质/药物所致的双相及相关障碍

注：参见诊断标准系列和对特定物质编码的记录程序，以及 ICD-10-CM 的编码。

标注如果是：于中毒期间发生，于戒断期间发生。

___.___	由于其他躯体疾病所致的双相及相关障碍
	标注如果是：
F06.33	伴躁狂特征
F06.33	伴躁狂或轻躁狂样发作
F06.34	伴混合特征
F31.89	其他特定的双相及相关障碍
F31.9	未特定的双相及相关障碍

抑郁障碍

以下标注适用于抑郁障碍：

[a]标注：伴焦虑痛苦（标注目前的严重程度：轻度、中度、中-重度、重度）；伴混合特征；伴忧郁特征；伴非典型特征；伴心境一致性精神病性特征；伴心境不一致性精神病性特征；伴紧张症（使用额外的编码 F06.1）；伴围产期发生；伴季节性模式。

F34.8	破坏性心境失调障碍
___.___	重性抑郁障碍[a]
___.___	单次发作
F32.0	轻度
F32.1	中度
F32.2	重度
F32.3	伴精神病性特征
F32.4	部分缓解
F32.5	完全缓解
F32.9	未特定的
___.___	反复发作
F33.0	轻度
F33.1	中度
F33.2	重度
F33.3	伴精神病性特征
F33.41	部分缓解
F33.42	完全缓解
F33.9	未特定的
F34.1	持续性抑郁障碍（恶劣心境）[a]
	标注如果是：部分缓解、全部缓解
	标注如果是：早期发生、晚期发生

	标注如果是：伴纯粹的心境恶劣综合征；伴持续性重性抑郁发作；伴间歇性重性抑郁发作，目前为发作状态；伴间歇性重性抑郁发作，目前为未发作状态
	标注目前的严重程度：轻度、中度、重度
N94.3	经前期烦躁障碍
__.__	物质/药物所致的抑郁障碍
	注：参见诊断标准系列和对特定物质编码的记录程序，以及 ICD-10-CM 的编码。
	标注如果是：于中毒期间发生，于戒断期间发生
__.__	由于其他躯体疾病所致的抑郁障碍
	标注如果是：
F06.31	伴抑郁特征
F06.32	伴重性抑郁样发作
F06.34	伴混合特征
F32.8	其他特定的抑郁障碍
F32.9	未特定的抑郁障碍

焦虑障碍

F93.0	分离焦虑障碍
F94.0	选择性缄默症
__.__	特定恐怖症
	标注如果是：
F40.218	动物
F40.228	自然环境
__.__	血液—注射—损伤
F40.230	害怕血液
F40.231	害怕注射和输液
F40.232	害怕其他医疗服务
F40.233	害怕受伤
F40.248	情境性
F40.298	其他
F40.10	社交焦虑障碍（社交恐怖症）
	标注如果是：只限于表演状态
F41.0	惊恐障碍
__.__	惊恐发作的标注
F40.00	场所恐怖症
F41.1	广泛性焦虑障碍
__.__	物质/药物所致的焦虑障碍

注：参见诊断标准系列和对特定物质编码的记录程序，以及 ICD-10-CM 的编码。

标注如果是：于中毒期间发生，于戒断期间发生，于药物使用后发生

F06.4	由于其他躯体疾病所致的焦虑障碍
F41.8	其他特定的焦虑障碍
F41.9	未特定的焦虑障碍

强迫及相关障碍

以下标注适用于强迫及相关障碍：

ᵃ标注如果是：伴良好或一般的自知力，伴差的自知力，伴缺乏自知力/妄想信念

F42	强迫症ᵃ
	标注如果是：与抽动症相关
F45.22	躯体变形障碍ᵃ
	标注如果是：伴肌肉变形
F42	囤积障碍ᵃ
	标注如果是：伴过度收集
F63.3	拔毛癖（拔毛障碍）
L98.1	抓痕（皮肤搔抓）障碍
__.__	物质/药物所致的强迫及相关障碍
	注：参见诊断标准系列和对特定物质编码的记录程序，以及 ICD-10-CM 的编码。
	标注如果是：于中毒期间发生，于戒断期间发生，于药物使用后发生
F06.8	由于其他躯体疾病所致的强迫及相关障碍
	标注如果是：伴强迫症样症状，伴外貌先占观念，伴囤积症状，伴拔毛症状，伴皮肤搔抓症状
F42	其他特定的强迫及相关障碍
F42	未特定的强迫及相关障碍

创伤及应激相关障碍

F94.1	反应性依恋障碍
	标注如果是：持续性
	标注目前的严重程度：重度
F94.2	脱抑制性社会参与障碍
	标注如果是：持续性
	标注目前的严重程度：重度

F43.10	创伤后应激障碍（包括 6 岁或更小儿童的创伤后应激障碍）
	标注是否是：伴分离症状
	标注如果是：伴延迟表现
F43.0	急性应激障碍
__.__	适应障碍
	标注是否是：
F43.21	伴抑郁心境
F43.22	伴焦虑
F43.23	伴混合性焦虑和抑郁心境
F43.24	伴行为紊乱
F43.25	伴混合性情绪和行为紊乱
F43.20	未特定的
F43.8	其他特定的创伤及应激相关障碍
F43.9	未特定的创伤及应激相关障碍

分离障碍

F44.81	分离性身份障碍
F44.0	分离性遗忘症
	标注如果是：
F44.1	伴分离性漫游
F48.1	人格解体/现实解体障碍
F44.89	其他特定的分离障碍
F44.9	未特定的分离障碍

躯体症状及相关障碍

F45.1	躯体症状障碍
	标注如果是：主要表现为疼痛
	标注如果是：持续性
	标注目前的严重程度：轻度、中度、重度
F45.21	疾病焦虑障碍
	标注是否是：寻求照顾型、回避照顾型
__.__	转换障碍（功能性神经症状障碍）
	标注症状类型：
F44.4	伴无力或麻痹
F44.4	伴不正常运动
F44.4	伴吞咽症状
F44.4	伴言语症状

F44.5	伴癫痫样发作或惊厥
F44.6	伴麻木或感觉丧失
F44.6	伴特殊的感觉症状
F44.7	伴混合性症状
	标注如果是：急性发作，持续性
	标注如果是：伴心理应激源（标注应激源），无心理应激源
F54	影响其他躯体疾病的心理因素
	标注目前的严重程度：轻度、中度、重度、极重度
F68.10	做作性障碍（包括对自身的做作性障碍，对另一方的做作性障碍）
	标注单次发作、反复发作
F45.8	其他特定的躯体症状及相关障碍
F45.9	未特定的躯体症状及相关障碍

喂食及进食障碍

以下标注适用于喂食及进食障碍：

[a]标注如果是：缓解

[b]标注如果是：部分缓解、完全缓解

[c]标注目前的严重程度：轻度、中度、重度、极重度

__.__	异食症[a]
F98.3	儿童
F50.8	成人
F98.21	反刍障碍[a]
F50.8	回避性/限制性摄食障碍[a]
__.__	神经性厌食[b,c]
	标注是否是：
F50.01	限制型
F50.02	暴食/清除型
F50.2	神经性贪食[b,c]
F50.8	暴食障碍[b,c]
F50.8	其他特定的喂食或进食障碍
F50.9	未特定的喂食或进食障碍

排泄障碍

F98.0	遗尿症
	标注是否是：仅在夜间、仅在白天、在夜间和白天
F98.1	遗粪症
	标注是否是：伴便秘和溢出性失禁，无便秘和溢出性失禁

＿．＿	其他特定的排泄障碍
N39.498	伴泌尿症状
R15.9	伴排便症状
＿．＿	未特定的排泄障碍
R32	伴泌尿症状
R15.9	伴排便症状

睡眠-觉醒障碍

以下标注适用于睡眠-觉醒障碍：

[a] 标注如果是：阵发性、持续性、复发性

[b] 标注如果是：急性、亚急性、持续性

[c] 标注目前的严重程度：轻度、中度、重度

F51.01	失眠障碍[a]
	标注如果是：伴非睡眠障碍的精神合并症，伴其他躯体合并症，伴其他睡眠障碍
F51.11	嗜睡障碍[b,c]
	标注如果是：伴精神障碍，伴躯体疾病，伴其他睡眠障碍
＿．＿	发作性睡病[c]
	标注是否是：
G47.419	无猝倒发作性睡病但伴下丘脑分泌素缺乏（发作性睡病，无猝倒症但有下丘脑分泌素缺乏）
G47.411	猝倒发作性睡病但无下丘脑分泌素缺乏（发作性睡病，有猝倒症但无下丘脑分泌素缺乏）
G47.419	常染色体显性小脑共济失调、耳聋和发作性睡病
G47.419	常染色体显性发作性睡病、肥胖和 2 型糖尿病
G47.429	继发于其他躯体疾病的发作性睡病

与呼吸相关的睡眠障碍

G47.33	阻塞性睡眠呼吸暂停低通气[c]
＿．＿	中枢性睡眠呼吸暂停
	标注是否是：
G47.31	原发性中枢性睡眠呼吸暂停
R06.3	潮式呼吸
G47.37	中枢性睡眠呼吸暂停合并阿片类物质使用
	注：如果存在的话，首先编码阿片类物质使用障碍。
	标注目前的严重程度
＿．＿	睡眠相关的通气不足
	标注是否是：
G47.34	特发性通气不足

G47.35	先天性中枢性肺泡通气不足
G47.36	合并睡眠相关的通气不足
	标注目前的严重程度
＿.＿	昼夜节律睡眠-觉醒障碍[a]
	标注是否是：
G47.21	延迟睡眠时相型
	标注如果是：家族性、与非 24 小时睡眠-觉醒重叠型
G47.22	提前睡眠时相型
	标注如果是：家族性
G47.23	不规则的睡眠-觉醒型
G47.24	非 24 小时睡眠-觉醒型
G47.26	倒班工作型
G47.20	未特定型

睡眠异态

＿.＿	非快速眼动睡眠唤醒障碍
	标注是否是：
F51.3	睡行型
	标注是否是：伴与睡眠相关的进食，伴与睡眠相关的性行为（睡眠性交症）
F51.4	睡惊型
F51.5	梦魇障碍[b,c]
	标注如果是：在睡眠开始时
	标注如果是：与非睡眠障碍有关，与其他躯体疾病有关，与其他睡眠障碍有关
G47.52	快速眼动睡眠行为障碍
G25.81	不安腿综合征
＿.＿	物质/药物所致的睡眠障碍
	注：参见诊断标准系列和对特定物质编码的记录程序，以及 ICD-10-CM 的编码。
	标注是否是：失眠型、日间困倦型、睡眠异态型、混合型
	标注如果是：于中毒期间发生，于撤药/戒断期间发生
G47.09	其他特定的失眠障碍
F47.00	未特定的失眠障碍
G47.19	其他特定的嗜睡障碍
F47.10	未特定的嗜睡障碍
G47.8	其他特定的睡眠-觉醒障碍
G47.9	未特定的睡眠-觉醒障碍

性功能失调

以下标注适用于性功能失调：

[a] 标注是否是：终身性、获得性

[b] 标注是否是：广泛性、情境性

[c] 标注目前的严重程度：轻度、中度、重度

F52.32　　　　延迟射精[a,b,c]

F52.21　　　　勃起障碍[a,b,c]

F52.31　　　　女性性高潮障碍[a,b,c]

　　　　　　　　标注如果是：任何情况下都未经历过性高潮

F52.22　　　　女性性兴趣/唤起障碍[a,b,c]

F52.6　　　　生殖器-盆腔痛/插入障碍[a,c]

F52.0　　　　男性性欲低下障碍[a,b,c]

F52.4　　　　早泄[a,b,c]

___.___　　　　物质/药物所致的性功能失调[c]

　　　　　　　　注：参见诊断标准系列和对特定物质编码的记录程序，以及ICD-10-CM的编码。

　　　　　　　　标注如果是：于中毒期间发生，于戒断期间发生，于药物使用后发生

F52.8　　　　其他特定的性功能失调

F52.9　　　　未特定的性功能失调

性别烦躁

___.___　　　　性别烦躁

F64.2　　　　儿童性别烦躁

　　　　　　　　标注如果是：伴性发育障碍

F64.1　　　　青少年和成人的性别烦躁

　　　　　　　　标注如果是：伴性发育障碍

　　　　　　　　标注如果是：变性后

　　　　　　　　注：除了性别烦躁以外，如果存在性发育障碍，则需编码

F64.8　　　　其他特定的性别烦躁

F64.9　　　　未特定的性别烦躁

破坏性、冲动控制及品行障碍

F91.3　　　　对立违抗障碍

　　　　　　　　标注目前的严重程度：轻度、中度、重度

F63.81	间歇性暴怒障碍
___.___	品行障碍
	标注是否是:
F91.1	儿童期发生型
F91.2	青少年期发生型
F91.9	未特定发生
	标注如果是:伴有限的亲社会情感
	标注目前的严重程度:轻度、中度、重度
F60.2	反社会型人格障碍
F63.1	纵火狂
F63.2	偷窃狂
F91.8	其他特定的破坏性、冲动控制及品行障碍
F91.9	未特定的破坏性、冲动控制及品行障碍

物质相关及成瘾障碍

以下标注适用于物质相关及成瘾障碍:

[a] 标注如果是:早期缓解、持续缓解

[b] 标注如果是:在受控制的环境下

[c] 标注如果是:伴知觉异常

[d] 为适用于 ICD-10-CM 的物质戒断编码,需合并存在中度或重度的物质使用障碍。

物质相关障碍

酒精相关障碍

___.___	酒精使用障碍[a,b]
	标注目前的严重程度:
F10.10	轻度
F10.20	中度
F10.20	重度
___.___	酒精中毒
F10.129	伴使用障碍,轻度
F10.229	伴使用障碍,中度或重度
F10.929	无使用障碍
___.___	酒精戒断[c,d]
F10.239	无知觉异常
F10.232	伴知觉异常
___.___	其他酒精所致的障碍
F10.99	未特定的酒精相关障碍

咖啡因相关障碍

F15. 929	咖啡因中毒
F15. 93	咖啡因戒断
___ · ___	其他咖啡因所致的障碍
F15. 99	未特定的咖啡因相关障碍

大麻相关障碍

___ · ___	大麻使用障碍[a,b]
	标注目前的严重程度：
F12. 10	轻度
F12. 20	中度
F12. 20	重度
___ · ___	大麻中毒[c]
	无知觉异常
F12. 129	伴使用障碍，轻度
F12. 229	伴使用障碍，中度或重度
F12. 929	无使用障碍
	伴知觉异常
F12. 122	伴使用障碍，轻度
F12. 222	伴使用障碍，中度或重度
F12. 922	无使用障碍
F12. 288	大麻戒断[d]
___ · ___	其他大麻所致的障碍
F12. 99	未特定的大麻相关障碍

致幻剂相关障碍

___ · ___	苯环己哌啶使用障碍[a,b]
	标注目前的严重程度：
F16. 10	轻度
F16. 20	中度
F16. 20	重度
___ · ___	其他致幻剂使用障碍[a,b]
	标注特定的致幻剂
	标注目前的严重程度：
F16. 10	轻度
F16. 20	中度
F16. 20	重度
___ · ___	苯环己哌啶中毒
F16. 129	伴使用障碍，轻度
F16. 229	伴使用障碍，中度或重度
F16. 929	无使用障碍

＿＿．＿＿	其他致幻剂中毒
F16.129	伴使用障碍，轻度
F16.229	伴使用障碍，中度或重度
F16.929	无使用障碍
F16.983	致幻剂持续性知觉障碍
＿＿．＿＿	苯环己哌啶所致的其他障碍
＿＿．＿＿	致幻剂所致的其他障碍
F16.99	未特定的苯环己哌啶相关障碍
F16.99	未特定的致幻剂相关障碍

吸入剂相关障碍

＿＿．＿＿	吸入剂使用障碍[a, b]
	标注特定的吸入剂
	标注目前的严重程度：
F18.10	轻度
F18.20	中度
F18.20	重度
＿＿．＿＿	吸入剂中毒
F18.129	伴使用障碍，轻度
F18.229	伴使用障碍，中度或重度
F18.929	无使用障碍
＿＿．＿＿	其他吸入剂所致的障碍
F18.99	未特定的吸入剂相关障碍

阿片类物质相关障碍

＿＿．＿＿	阿片类物质使用障碍[a]
	标注如果是：维持治疗中或在受控制的环境下
	标注目前的严重程度：
F11.10	轻度
F11.20	中度
F11.20	重度
＿＿．＿＿	阿片类物质中毒[c]
	无知觉异常
F11.129	伴使用障碍，轻度
F11.229	伴使用障碍，中度或重度
F11.929	无使用障碍
	伴知觉异常
F11.122	伴使用障碍，轻度
F11.222	伴使用障碍，中度或重度
F11.922	无使用障碍
F11.23	阿片类物质戒断[d]

__ . __	其他阿片类物质所致的障碍
F11. 99	未特定的阿片类物质相关障碍

镇静剂、催眠药或抗焦虑药相关障碍

__ . __	镇静剂、催眠药或抗焦虑药使用障碍[a,b]
	标注目前的严重程度：
F13. 10	轻度
F13. 20	中度
F13. 20	重度
__ . __	镇静剂、催眠药或抗焦虑药中毒
F13. 129	伴使用障碍，轻度
F13. 229	伴使用障碍，中度或重度
F13. 929	无使用障碍
__ . __	镇静剂、催眠药或抗焦虑药戒断[c,d]
F13. 239	无知觉异常
F13. 232	伴知觉异常
__ . __	其他镇静剂、催眠药或抗焦虑药所致的障碍
F13. 99	未特定的镇静剂、催眠药或抗焦虑药相关障碍

兴奋剂相关障碍

__ . __	兴奋剂使用障碍[a,b]
	标注目前的严重程度：
__ . __	轻度
F15. 10	苯丙胺类物质
F14. 10	可卡因
F15. 10	其他或未特定的兴奋剂
__ . __	中度
F15. 20	苯丙胺类物质
F14. 20	可卡因
F15. 20	其他或未特定的兴奋剂
__ . __	重度
F15. 20	苯丙胺类物质
F14. 20	可卡因
F15. 20	其他或未特定的兴奋剂
__ . __	兴奋剂中毒[c]
	标注特定的中毒物质
__ . __	苯丙胺或其他兴奋剂，无知觉异常
F15. 129	伴使用障碍，轻度
F15. 229	伴使用障碍，中度或重度
F15. 929	无使用障碍
__ . __	可卡因，无知觉异常

F14. 129	伴使用障碍，轻度
F14. 229	伴使用障碍，中度或重度
F14. 929	无使用障碍
＿．＿	苯丙胺或其他兴奋剂，伴知觉异常
F15. 122	伴使用障碍，轻度
F15. 222	伴使用障碍，中度或重度
F15. 922	无使用障碍
＿．＿	可卡因，伴知觉异常
F14. 122	伴使用障碍，轻度
F14. 222	伴使用障碍，中度或重度
F14. 922	无使用障碍
＿．＿	兴奋剂戒断[d]
	标注导致戒断症状的特定物质
F15. 23	苯丙胺或其他兴奋剂
F14. 23	可卡因
＿．＿	其他兴奋剂所致的障碍
＿．＿	未特定的兴奋剂相关障碍
F15. 99	苯丙胺或其他兴奋剂
F14. 99	可卡因

烟草相关障碍

＿．＿	烟草使用障碍[a]
	标注如果是：维持治疗中或在受控制的环境下
	标注目前的严重程度：
Z72. 0	轻度
F17. 200	中度
F17. 200	重度
F17. 203	烟草戒断[d]
＿．＿	其他烟草所致的障碍
F17. 209	未特定的烟草相关障碍

其他（或未知）物质相关障碍

＿．＿	其他（或未知）物质使用障碍[a,b]
	标注目前的严重程度：
F19. 10	轻度
F19. 20	中度
F19. 20	重度
＿．＿	其他（或未知）物质中毒
F19. 129	伴使用障碍，轻度
F19. 229	伴使用障碍，中度或重度
F19. 929	无使用障碍

F12. 239	其他（或未知）物质戒断[d]
__ · __	其他（或未知）物质所致的障碍
F19. 99	未特定的其他（或未知）物质相关障碍

非物质相关障碍

F63. 0	赌博障碍[a]
	标注如果是：阵发性、持续性
	标注目前的严重程度：轻度、中度、重度

神经认知障碍

__ · __	谵妄
	[a]注：参见特定物质编码的记录程序和诊断标准系列，以及 ICD-10-CM 的编码。
	标注是否是：
__ · __	物质中毒性谵妄[a]
__ · __	物质戒断性谵妄[a]
__ · __	药物所致的谵妄[a]
F05	由于其他躯体疾病所致的谵妄
F05	由于多种病因所致的谵妄
	标注如果是：急性、持续性
	标注如果是：活动过度、活动减少、混合性活动水平
R41. 0	其他特定的谵妄
R41. 0	未特定的谵妄

重度和轻度神经认知障碍

标注是否是由于下述疾病所致：阿尔茨海默病、额颞叶变性、路易体病、血管病、创伤性脑损伤、物质/药物使用、HIV 感染、朊病毒病、帕金森病、亨廷顿氏病、其他躯体疾病、多种病因、未特定的

[a]标注无行为异常、伴行为异常。对于可疑的重度神经认知障碍和轻度神经认知障碍，其行为异常不能被编码，但应以书面形式表明。

[b]标注目前的严重程度：轻度、中度、重度。此说明只适用于重度神经认知障碍（包括可能的和可疑的）。

注：像每一种亚型那样，可能的重度神经认知障碍或重度神经认知障碍需要额外的医学编码。可疑的重度神经认知障碍或轻度神经认知障碍不需要额外的医学编码。

由阿尔茨海默病所致的重度或轻度神经认知障碍

__ · __	由阿尔茨海默病所致的可能的重度神经认知障碍[b]
	注：首先编码 G30.9 阿尔茨海默病。
F02. 81	伴行为异常

F02.80	无行为异常
G31.9	由阿尔茨海默病所致的可疑的重度神经认知障碍[a,b]
G31.84	由阿尔茨海默病所致的轻度神经认知障碍[a]

重度或轻度额颞叶神经认知障碍

__.__	由额颞叶变性所致的可能的重度神经认知障碍[b]
	注：首先编码 **G31.09** 额颞叶疾病。
F02.81	伴行为异常
F02.80	无行为异常
G31.9	由额颞叶变性所致的可疑的重度神经认知障碍[a,b]
G31.84	由额颞叶变性所致的轻度神经认知障碍[a]

重度或轻度神经认知障碍伴路易体

__.__	可能的重度神经认知障碍伴路易体[b]
	注：首先编码 **G31.83** 路易体病。
F02.81	伴行为异常
F02.80	无行为异常
G31.9	可疑的重度神经认知障碍伴路易体[a,b]
G31.84	轻度神经认知障碍伴路易体[a]

重度或轻度血管性神经认知障碍

__.__	可能的重度血管性神经认知障碍[b]
	注：血管性疾病无额外的医学编码。
F01.51	伴行为异常
F01.50	无行为异常
G31.9	可疑的重度血管性神经认知障碍[a,b]
G31.84	轻度血管性神经认知障碍[a]

由创伤性脑损伤所致的重度或轻度神经认知障碍

__.__	由创伤性脑损伤所致的重度神经认知障碍[b]
	注：ICD-10-CM 首先编码 **S06.2X9S** 弥漫创伤性脑损伤，伴持续时间不明的意识丧失，后遗症。
F02.81	伴行为异常
F02.80	无行为异常
G31.84	由创伤性脑损伤所致的轻度神经认知障碍[a]

物质/药物所致的重度或轻度神经认知障碍[a]

注：无额外的医学编码。参见诊断标准系列和对特定物质编码的记录程序，以及 ICD-10-CM 的编码。

标注如果是：持续性

由 HIV 感染所致的重度或轻度神经认知障碍

__.__	由 HIV 感染所致的重度神经认知障碍[b]
	注：首先编码 **B20** HIV 感染。
F02.81	伴行为异常

| F02.80 | 无行为异常 |
| G31.84 | 由于 HIV 感染所致的轻度神经认知障碍[a] |

由朊病毒病所致的重度或轻度神经认知障碍

＿．＿	由朊病毒病所致的重度神经认知障碍[b]
	注：首先编码 A81.9 朊病毒病。
F02.81	伴行为异常
F02.80	无行为异常
G31.84	由朊病毒病所致的轻度神经认知障碍[a]

由帕金森病所致的重度或轻度神经认知障碍

＿．＿	可能由帕金森病所致的重度神经认知障碍[b]
	注：首先编码 G20 帕金森病。
F02.81	伴行为异常
F02.80	无行为异常
G31.9	可疑由帕金森病所致的重度神经认知障碍[a, b]
G31.84	由帕金森病所致的轻度神经认知障碍[a]

由亨廷顿氏病所致的重度或轻度神经认知障碍

＿．＿	由亨廷顿氏病所致的重度神经认知障碍[b]
	注：首先编码 G10 亨廷顿氏病。
F02.81	伴行为异常
F02.80	无行为异常
G31.84	由亨廷顿氏病所致的轻度神经认知障碍[a]

由其他躯体疾病所致的重度或轻度神经认知障碍

＿．＿	由其他躯体疾病所致的重度神经认知障碍[b]
	注：首先编码其他躯体疾病。
F02.81	伴行为异常
F02.80	无行为异常
G31.84	由其他躯体疾病所致的轻度神经认知障碍[a]

由多种病因所致的重度或轻度神经认知障碍

＿．＿	由多种病因所致的重度神经认知障碍[b]
	注：首先编码所有作为病因的躯体疾病（血管性疾病除外）。
F02.81	伴行为异常
F02.80	无行为异常
G31.84	由多种病因所致的轻度神经认知障碍[a]

未特定的神经认知障碍

| R41.9 | 未特定的神经认知障碍[a] |

人格障碍

A 类人格障碍

F60.0	偏执型人格障碍
F60.1	分裂样人格障碍
F21	分裂型人格障碍

B 类人格障碍

F60.2	反社会型人格障碍
F60.3	边缘型人格障碍
F60.4	表演型人格障碍
F60.81	自恋型人格障碍

C 类人格障碍

F60.6	回避型人格障碍
F60.7	依赖型人格障碍
F60.5	强迫型人格障碍

其他人格障碍

F07.0	由于其他躯体疾病所致的人格改变
	标注是否是：不稳定型、脱抑制型、攻击型、冷漠型、偏执型、其他型、组合型、未特定型
F60.89	其他特定的人格障碍
F60.9	未特定的人格障碍

性欲倒错障碍

以下标注适用于性欲倒错障碍：
[a] 标注如果是：在受控制的环境下，完全缓解

F65.3	窥阴障碍[a]
F65.2	露阴障碍[a]
	标注是否是：通过暴露生殖器给青春期前的儿童达到性唤起，通过暴露生殖器给躯体成熟的个体达到性唤起，通过暴露生殖器给青春期前的儿童和躯体成熟的个体达到性唤起
F65.81	摩擦障碍[a]
F65.51	性受虐障碍[a]
	标注如果是：伴性窒息

F65. 52	性施虐障碍[a]
F65. 4	恋童障碍
	标注是否是：专一型、非专一型
	标注如果是：被男性吸引、被女性吸引、被两性吸引
	标注如果是：限于乱伦
F65. 0	恋物障碍[a]
	标注：身体部位、无生命物体、其他
F65. 1	易装障碍[a]
	标注如果是：伴恋物、伴性别幻想
F65. 89	其他特定的性欲倒错障碍
F65. 9	未特定的性欲倒错障碍

其他精神障碍

F06. 8	由于其他躯体疾病所致的其他特定的精神障碍
F09	其他躯体疾病所致的未特定的精神障碍
F99	其他特定的精神障碍
F99	未特定的精神障碍

药物所致的运动障碍及其他不良反应

G21. 11	神经阻滞剂所致的帕金森氏综合征
G21. 19	其他药物所致的帕金森氏综合征
G21. 0	神经阻滞剂恶性综合征
G24. 02	药物所致的急性肌张力障碍
G25. 71	药物所致的急性静坐不能
G24. 01	迟发性运动障碍
G24. 09	迟发性肌张力障碍
G25. 71	迟发性静坐不能
G25. 1	药物所致的体位性震颤
G25. 79	其他药物所致的运动障碍
___ . ___	抗抑郁药停药综合征
T43. 205A	初诊
T43. 205D	复诊
T43. 205S	后遗症
___ . ___	其他的药物不良反应
T50. 905A	初诊
T50. 905D	复诊
T50. 905S	后遗症

可能成为临床关注焦点的其他状况

关系问题

家庭教养相关问题

Z62.820	亲子关系问题
Z62.891	同胞关系问题
Z62.29	远离父母的教养
Z62.898	儿童受父母关系不和谐的影响

与主要支持成员相关的其他问题

Z63.0	与配偶或亲密伴侣关系不和谐
Z63.5	分居或离婚所致的家庭破裂
Z63.8	家庭内的高情感表达水平
Z63.4	非复杂性的丧亲之痛

虐待与忽视

儿童虐待与忽视问题

儿童躯体虐待

儿童躯体虐待，已确认

T74.12XA	初诊
T74.12XD	复诊

儿童躯体虐待，可疑

T76.12XA	初诊
T76.12XD	复诊

与儿童躯体虐待相关的其他情况

Z69.010	针对来自父母的儿童虐待受害者的精神卫生服务
Z69.020	针对来自非父母的儿童虐待受害者的精神卫生服务
Z62.810	儿童期躯体虐待的个人史（既往史）
Z69.011	针对来自父母的儿童虐待施虐者的精神卫生服务
Z69.021	针对来自非父母的儿童虐待施虐者的精神卫生服务

儿童性虐待

儿童性虐待，已确认

T74.22XA	初诊
T74.22XD	复诊

儿童性虐待，可疑

T76.22XA	初诊
T76.22XD	复诊

与儿童性虐待相关的其他情况

Z69.010	针对来自父母的儿童性虐待受害者的精神卫生服务
Z69.020	针对来自非父母的儿童性虐待受害者的精神卫生服务
Z62.810	儿童期性虐待的个人史（既往史）
Z69.011	针对来自父母的儿童性虐待施虐者的精神卫生服务
Z69.021	针对来自非父母的儿童性虐待施虐者的精神卫生服务

儿童忽视

儿童忽视，已确认

T74.02XA	初诊
T74.02XD	复诊

儿童忽视，可疑

T76.02XA	初诊
T76.02XD	复诊

与儿童忽视相关的其他情况

Z69.010	针对来自父母的儿童忽视受害者的精神卫生服务
Z69.020	针对来自非父母的儿童忽视受害者的精神卫生服务
Z62.812	儿童期忽视的个人史（既往史）
Z69.011	针对来自父母的儿童忽视施虐者的精神卫生服务
Z69.021	针对来自非父母的儿童忽视施虐者的精神卫生服务

儿童心理虐待

儿童心理虐待，已确认

T74.32XA	初诊
T74.32XD	复诊

儿童心理虐待，可疑

T76.32XA	初诊
T76.32XD	复诊

与儿童心理虐待相关的其他情况

Z69.010	针对来自父母的儿童心理虐待受害者的精神卫生服务
Z69.020	针对来自非父母的儿童心理虐待受害者的精神卫生服务
Z62.811	儿童期心理虐待的个人史（既往史）
Z69.011	针对来自父母的儿童心理虐待施虐者的精神卫生服务
Z69.021	针对来自非父母的儿童心理虐待施虐者的精神卫生服务

成年人虐待与忽视问题

配偶或伴侣躯体暴力

配偶或伴侣躯体暴力，已确认

T74.11XA	初诊
T74.11XD	复诊

配偶或伴侣躯体暴力，可疑

T76.11XA	初诊
T76.11XD	复诊

与配偶或伴侣躯体暴力相关的其他情况

Z69.11　　　　针对配偶或伴侣躯体暴力受害者的精神卫生服务

Z91.410　　　配偶或伴侣躯体暴力的个人史（既往史）

Z69.12　　　　针对配偶或伴侣躯体暴力施虐者的精神卫生服务

配偶或伴侣性暴力

配偶或伴侣性暴力，已确认

T74.21XA　　　初诊

T74.21XD　　　复诊

配偶或伴侣性暴力，可疑

T76.21XA　　　初诊

T76.21XD　　　复诊

与配偶或伴侣性暴力相关的其他情况

Z69.81　　　　针对配偶或伴侣性暴力受害者的精神卫生服务

Z91.410　　　配偶或伴侣性暴力的个人史（既往史）

Z69.12　　　　针对配偶或伴侣性暴力施虐者的精神卫生服务

配偶或伴侣忽视

配偶或伴侣忽视，已确认

T74.01XA　　　初诊

T74.01XD　　　复诊

配偶或伴侣忽视，可疑

T76.01XA　　　初诊

T76.01XD　　　复诊

与配偶或伴侣忽视相关的其他情况

Z69.11　　　　针对配偶或伴侣忽视受害者的精神卫生服务

Z91.412　　　配偶或伴侣忽视的个人史（既往史）

Z69.12　　　　针对配偶或伴侣忽视施虐者的精神卫生服务

配偶或伴侣心理虐待

配偶或伴侣心理虐待，已确认

T74.31XA　　　初诊

T74.31XD　　　复诊

配偶或伴侣心理虐待，可疑

T76.31XA　　　初诊

T76.31XD　　　复诊

与配偶或伴侣心理虐待相关的其他情况

Z69.11　　　　针对配偶或伴侣心理虐待受害者的精神卫生服务

Z91.411　　　配偶或伴侣心理虐待的个人史（既往史）

Z69.12　　　　针对配偶或伴侣心理虐待施虐者的精神卫生服务

成人的非配偶或非伴侣虐待

成人的非配偶或非伴侣躯体虐待，已确认

T74.11XA	初诊
T74.11XD	复诊

成人的非配偶或非伴侣躯体虐待，可疑

T76.11XA	初诊
T76.11XD	复诊

成人的非配偶或非伴侣性虐待，已确认

T74.21XA	初诊
T74.21XD	复诊

成人的非配偶或非伴侣性虐待，可疑

T76.21XA	初诊
T76.21XD	复诊

成人的非配偶或非伴侣心理虐待，已确认

T74.31XA	初诊
T74.31XD	复诊

成人的非配偶或非伴侣心理虐待，可疑

T76.31XA	初诊
T76.31XD	复诊

与成人的非配偶或非伴侣虐待相关的其他情况

Z69.81	针对成人的非配偶虐待受害者的精神卫生服务
Z69.82	针对成人的非配偶虐待施虐者的精神卫生服务

教育和职业问题

教育问题

Z55.9	学业或教育问题

职业问题

Z56.82	与目前军事派遣状态相关的问题
Z56.9	与就业相关的其他问题

住房和经济问题

住房问题

Z59.0	无家可归
Z59.1	住房条件不足
Z59.2	邻居、房客或房东关系不和谐
Z59.3	与住在寄宿机构相关的问题

经济问题

Z59.4	缺乏充足的食物或安全的饮用水
Z59.5	极端贫困
Z59.6	低收入
Z59.7	社会保险或福利支持不足

Z59.9	未特定的住房或经济问题

与社会环境相关的其他问题

Z60.0	生命阶段问题
Z60.2	与独居相关的问题
Z60.3	文化适应困难
Z60.4	社会排斥或拒绝
Z60.5	（感觉是）有害的歧视或迫害的目标
Z60.9	与社会环境相关的未特定的问题

与犯罪相关或涉及法律系统的问题

Z65.4	犯罪受害者
Z65.0	在民事或刑事诉讼中被定罪但未被监禁
Z65.1	监禁或其他形式的拘押
Z65.2	与从监狱释放相关的问题
Z65.3	与其他法律情况相关的问题

咨询和医学建议的其他健康服务

Z70.9	性咨询
Z71.9	其他咨询或会诊

与其他心理社会、个人和环境情况相关的问题

Z65.8	宗教或信仰问题
Z64.0	与意外怀孕相关的问题
Z64.1	与多胞胎相关的问题
Z64.4	与社会服务提供者关系不和谐，包括假释官、个案管理者或社会服务工作者
Z65.4	恐怖主义或酷刑的受害者
Z65.5	遭遇灾难、战争或其他敌对行动
Z65.8	与心理社会情况相关的其他问题
Z65.9	与未特定的心理社会情况相关的未特定问题

个人史的其他情况

Z91.49	其他个人的心理创伤史
Z91.5	个人的自伤史
Z91.82	个人的军事派遣史
Z91.89	其他个人风险因素
Z72.9	与生活方式相关的问题
Z72.811	成人的反社会行为

| **Z72.810** | 儿童或青少年的反社会行为 |

与获取医学和其他健康服务相关的问题

| **Z75.3** | 无法获取或不能使用的健康服务机构 |
| **Z75.4** | 无法获取或不能使用的其他助人机构 |

对医疗的不依从

Z91.19	不依从治疗
E66.9	超重或肥胖
Z76.5	诈病
Z91.83	与精神障碍有关的流浪
R41.83	边缘性智力功能

决策树形图的英文字母顺序索引

鉴别诊断表格的英文字母顺序索引

北京大学出版社 DSM-5 系列中文版图书

序号	书名
1	精神障碍诊断与统计手册（第五版-修订版）（DSM-5-TR）
2	精神障碍诊断与统计手册（第五版-修订版）（DSM-5-TR）（案头参考书）
3	DSM-5®鉴别诊断手册
4	理解 DSM-5 精神障碍
5	临床精神药理学手册（第八版）
6	临床实践中的精神医学访谈（第三版）
7	DSM-5®定式临床检查（研究版）访谈手册
8	DSM-5®定式临床检查（研究版）用户指南
9	DSM-5®定式临床检查（研究版）记录单
10	DSM-5®定式临床检查（临床版）访谈手册
11	DSM-5®定式临床检查（临床版）用户指南
12	DSM-5®定式临床检查（临床版）记录单

扫描北京大学出版社官方微店二维码，享购书优惠。